口腔ケアと酸素ルームで

100歳まで健康に生きる

著者 ● 歯科医師 野本恵子

一般社団法人国際学園

医療ボランティア

NPO法人ピースネット（代表・野本恵子）は長年ベトナム、カンボジアなどで子ども達の歯科治療、物資の支援などの医療ボランティアをおこなっています。

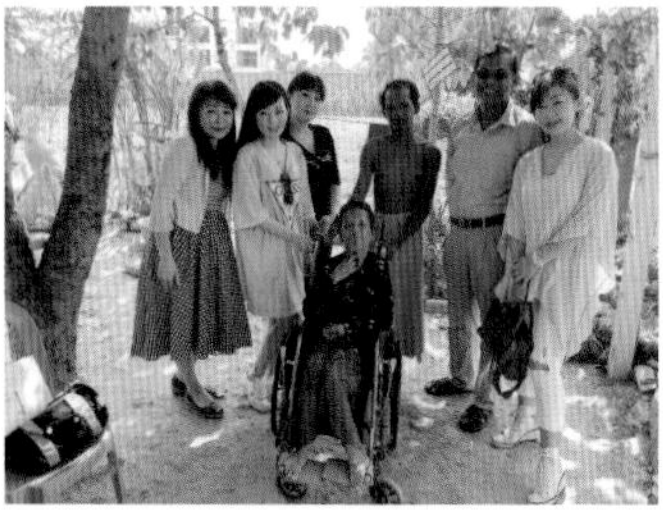

カンボジアに車いすの寄贈

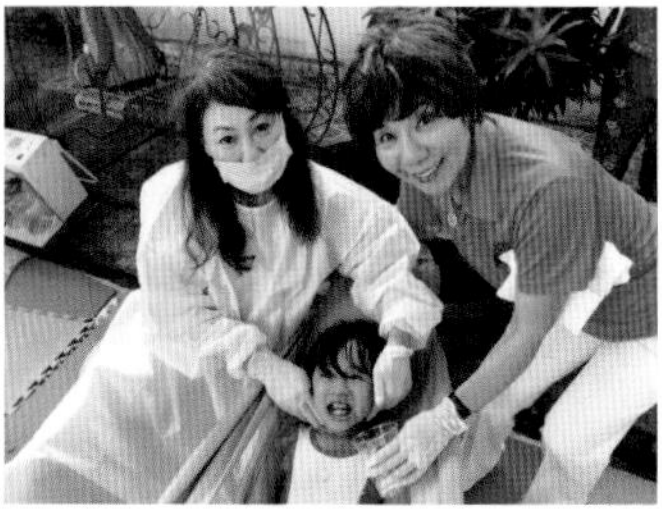

ベトナムの施設で骨形成不全の子どもたちの歯科治療をおこなう（著者・左）

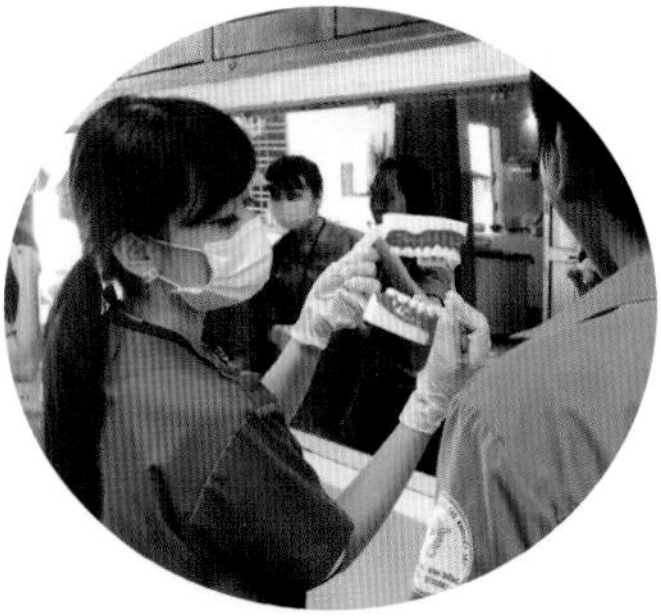

歯磨き指導に一役（娘の歯科大学生・絢香さんも）

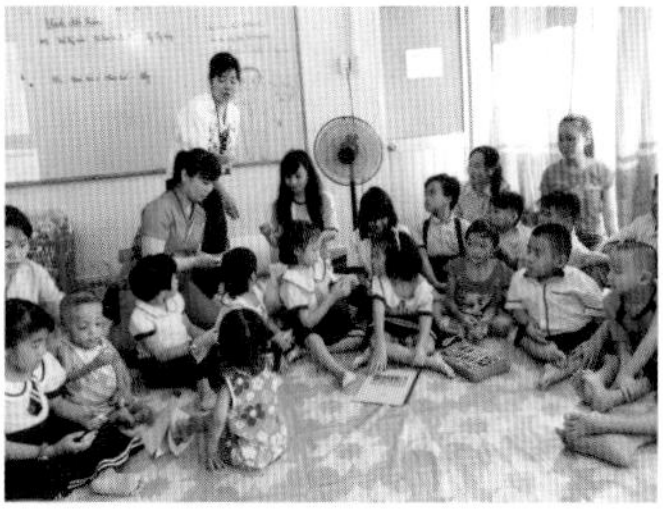

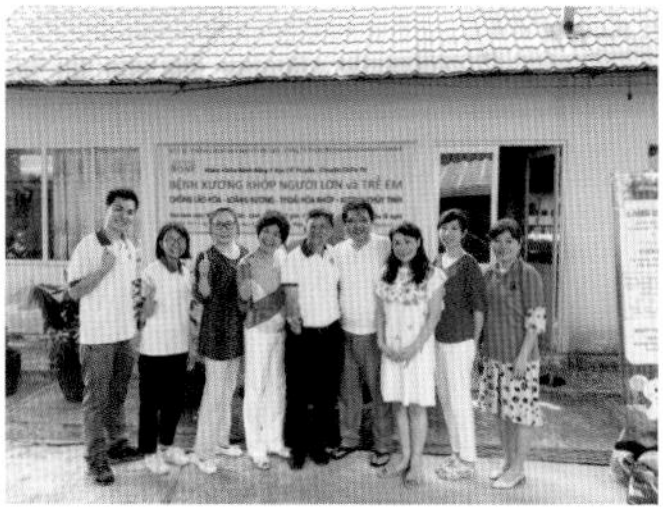

ホーチミン歯科大学の歯科医師と記念撮影

peace net https://npo-peacenet.com/

ボツリヌス療法と酸素ルームのコラボ

著者が歯科治療をおこなっている歯科クリニックでは、ボツリヌス療法と酸素ルーム（軽度高気圧濃縮酸素）のコラボで、食いしばりや顎関節症などの改善に効果をあげています。

元女子プロボクシング世界チャンピオンも通院

女子プロボクサー吉田実代さんは、咬筋が収縮し硬く、ボツリヌス療法と酸素ルームの治療を続けています。

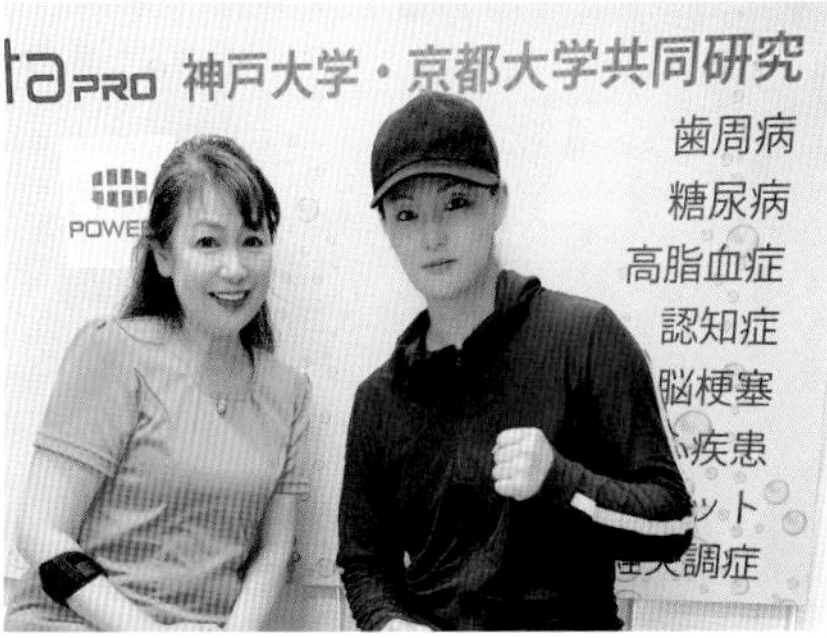

吉田実代プロフィール

戦うシングルマザーとして、第5代WBO女子世界スーパーフライ級王者、第6代OPBF東洋太平洋女子バンタム級王者となる。現在は格闘技インストラクターとして活躍中。

咬筋の緊張が解けて、咬合圧も低下

食いしばりで朝になるとあごが痛み、首や肩こり、咬筋が肥大硬直

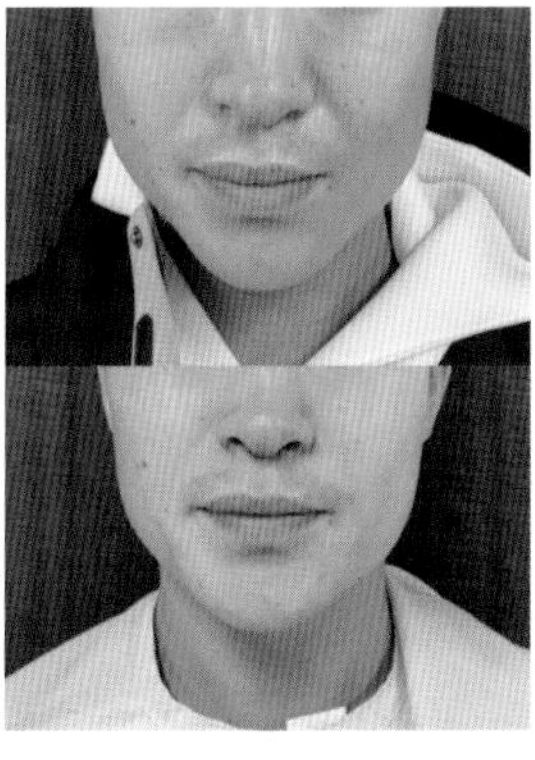

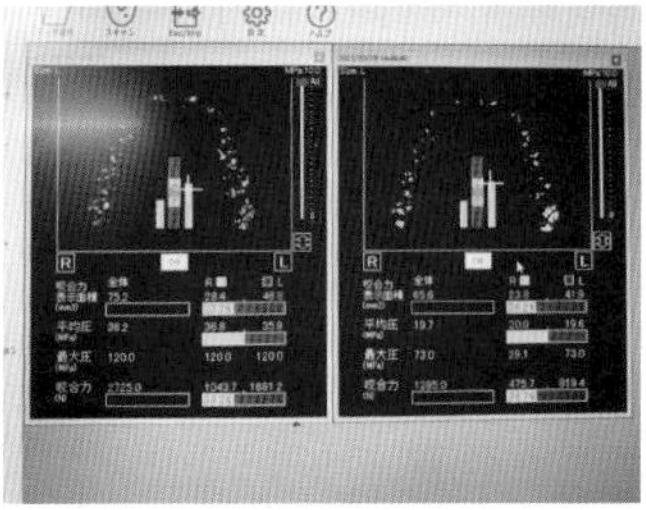

⇒咬筋肥大が改善、顔貌も小顔になった
咬合圧も2725⇒1295Nに低下

のもとデンタルクリニック（東京都品川区西小山）　https://dentalnews.jp/

酸素ルームを効果的に活用

軽度高気圧濃縮酸素環境にはからだの歪みを治す「レオロジー効果」があり、さらに脳のはたらきを高め、集中力もアップします。

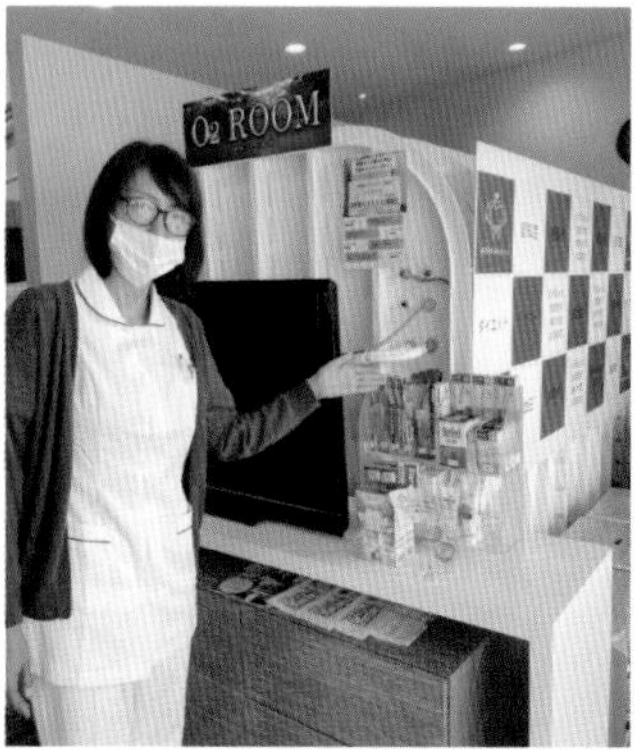

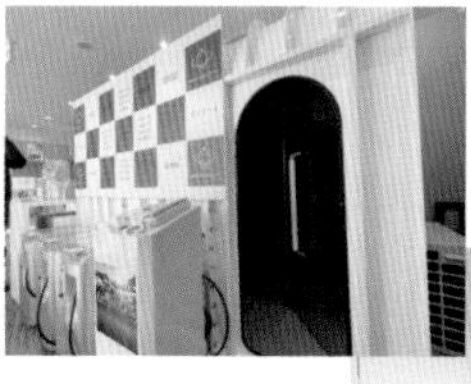

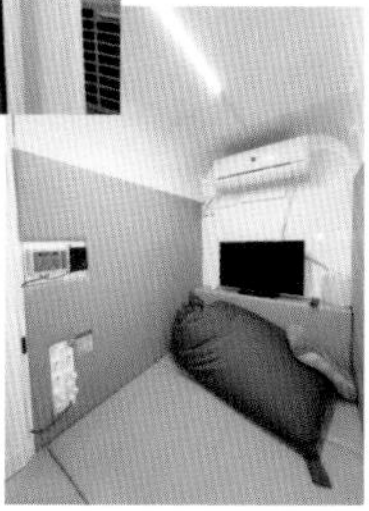

内部にはTVもあり、副交感神経が優位になりリラックス

チャーミーデンタルクリニック（千葉県市川市）https://charmy-shika.com/

食いしばりや噛み合わせ不良、肩こり頭痛などの症状がある方にはバランス専門の整体師との連携でチェックも可能、酸素ルームとのコラボもさらに効果的です。

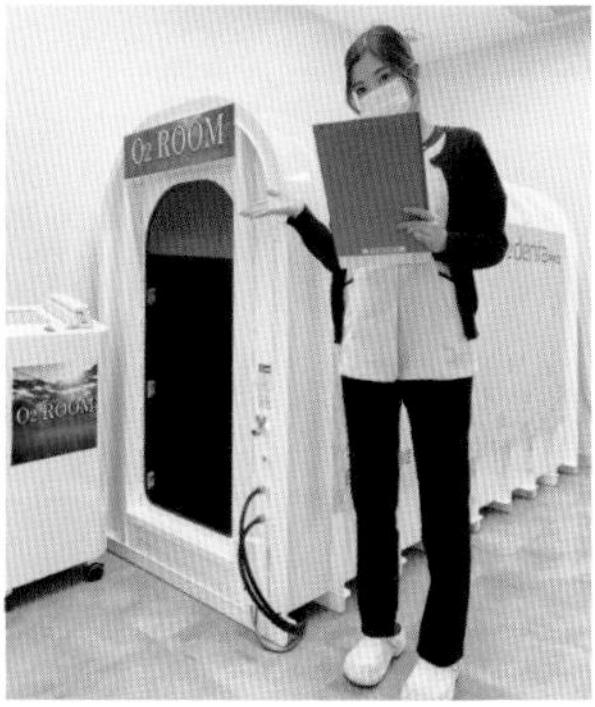

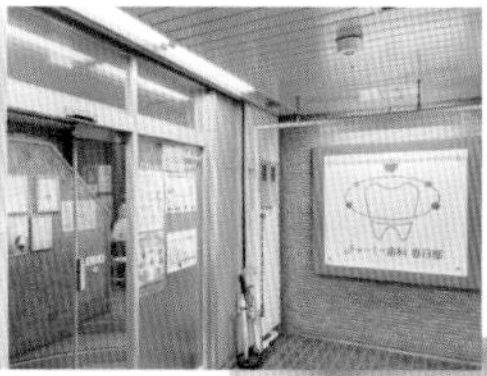

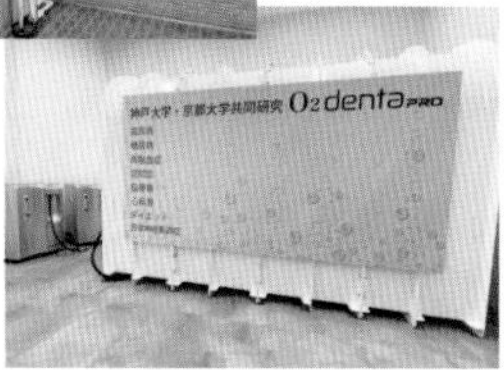

チャーミー歯科春日部（埼玉県春日部市）https://charmy-shika-kasukabe.com/

＊ 2020 年には埼玉県岩槻に新規クリニックオープン予定です。

健康気圧マスター養成講座

気圧と健康のプロフェショナルを育成する養成講座（主催：一般社団法人日本気圧メディカル協会）。全国各地から大勢の受講者が集まります。

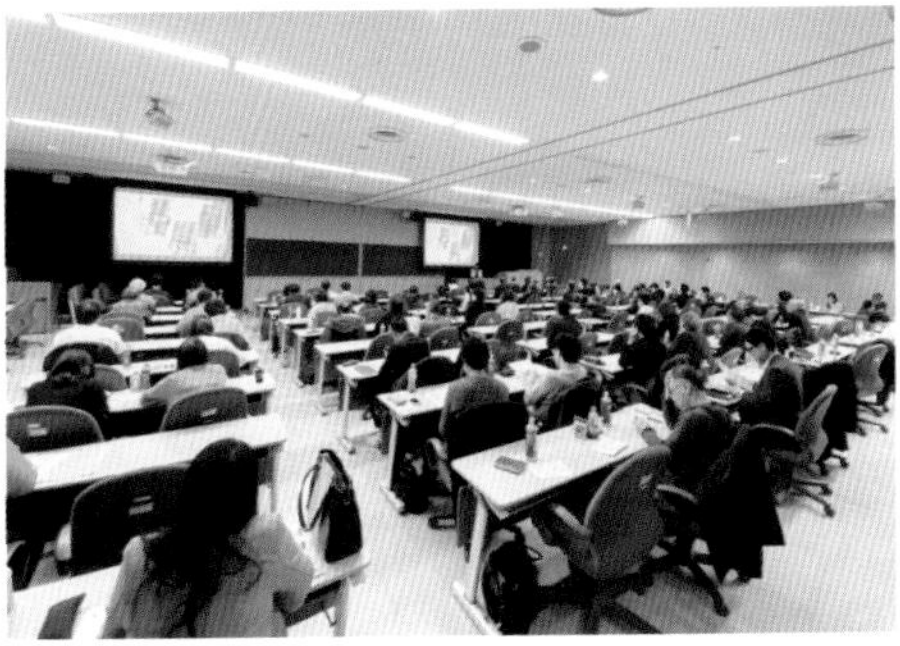

京都大学でおこなわれた講座で、講義する著者

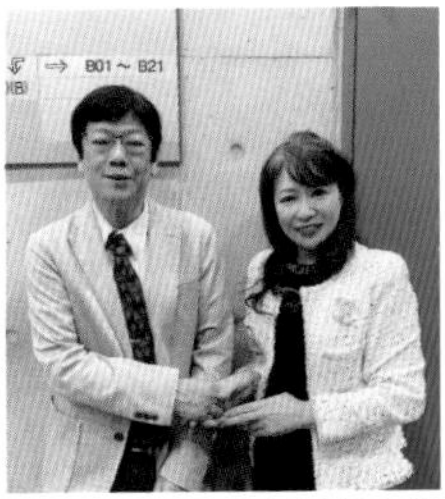

石原昭彦京都大学教授と共に出席

(一社) 日本気圧メディカル協会：https://prema.or.jp/

軽度高気圧酸素環境は歯周病菌を削減

神戸大学藤野英已教授の研究で、酸素濃度が高いと歯周病の主要菌、P.g菌の減少が大きいということが実証されました。

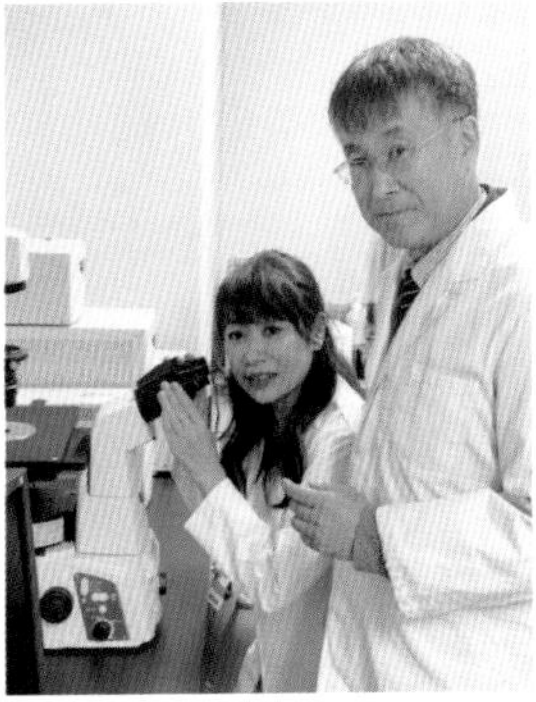

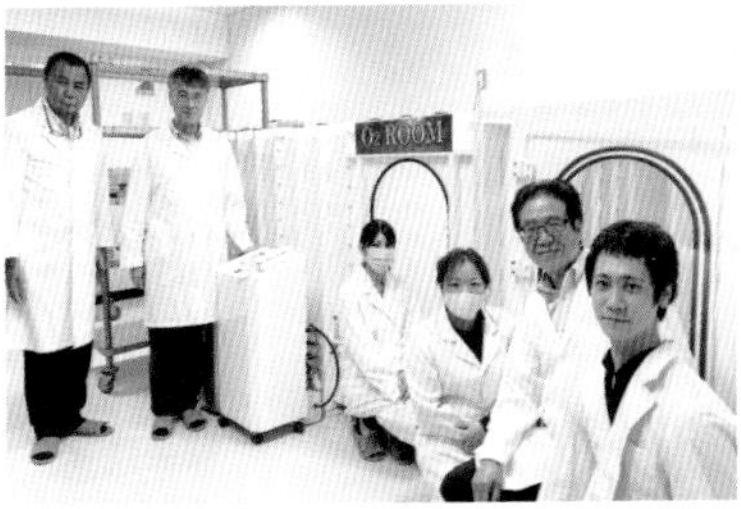

神戸大学藤野英已教授研究室

無酸素　普通の酸素　軽度高気圧酸素

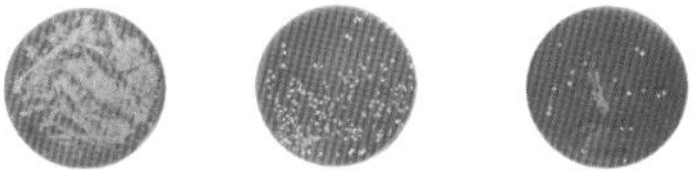

＊本文第 3 章 99 ページに詳細が記されています。

著者が注目する酸素ルームの最新情報

写真提供：日本気圧バルク工業（株） http://o2-capsule-room.co.jp/

パーソナルユースの酸素ルーム

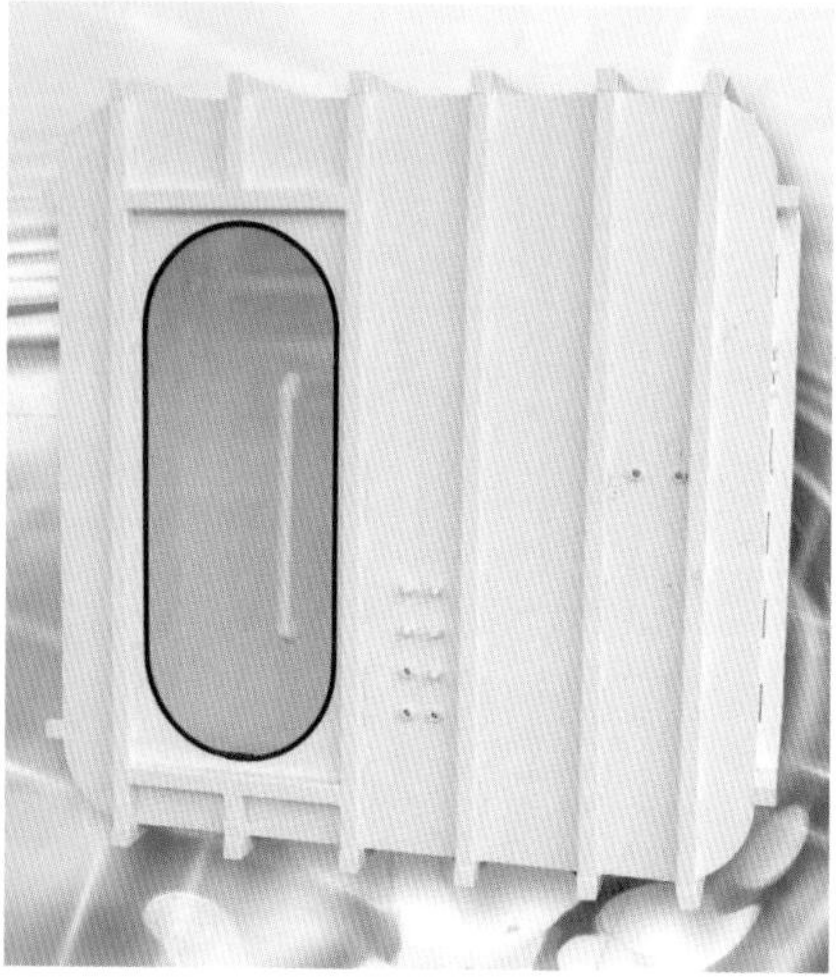

KAZUSHI モデル　１名タイプ

岸和史日本気圧メディカル協会理事長（北海道大野記念病院副院長・兼札幌高機能放射線治療センター長）が提案した新しい形の酸素ルーム。

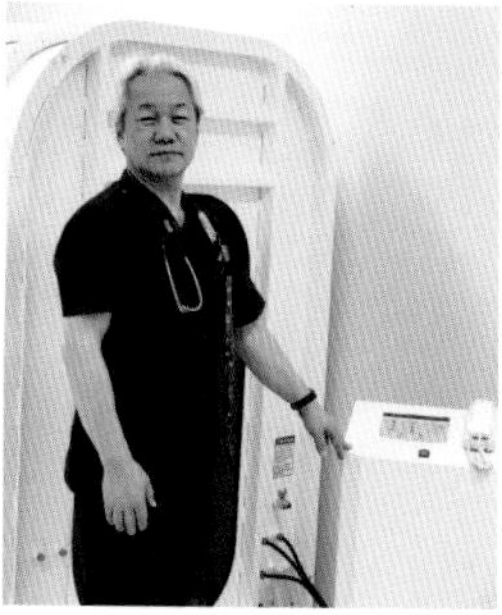

大学での酸素効果の研究

愛知医科大学

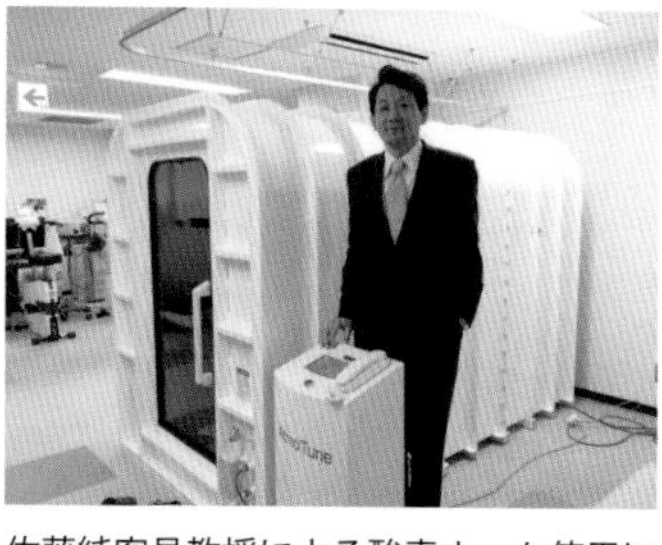

佐藤純客員教授による酸素ルーム使用による天気痛の改善研究。

IPU 環太平洋大学
モスラタイプの大型酸素ルーム

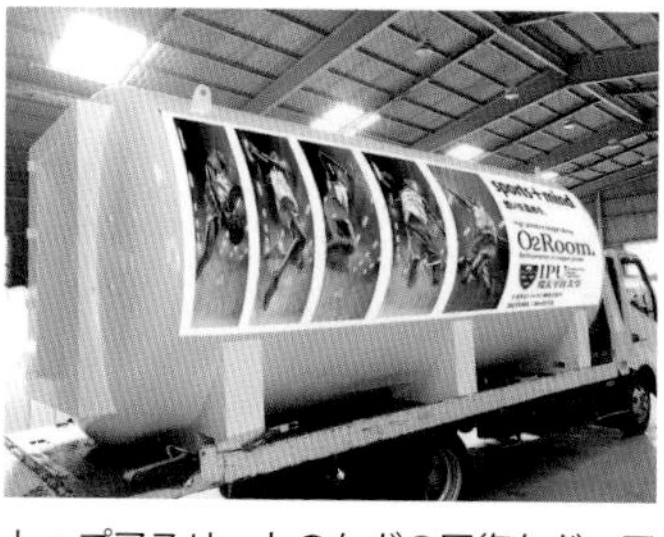

トップアスリートのケガの回復など、医学的視点でサポートする研究。

スポーツ関連での活用

高気圧酸素ルームと低圧低酸素ルームを導入

トヨタ自動車長距離陸上部

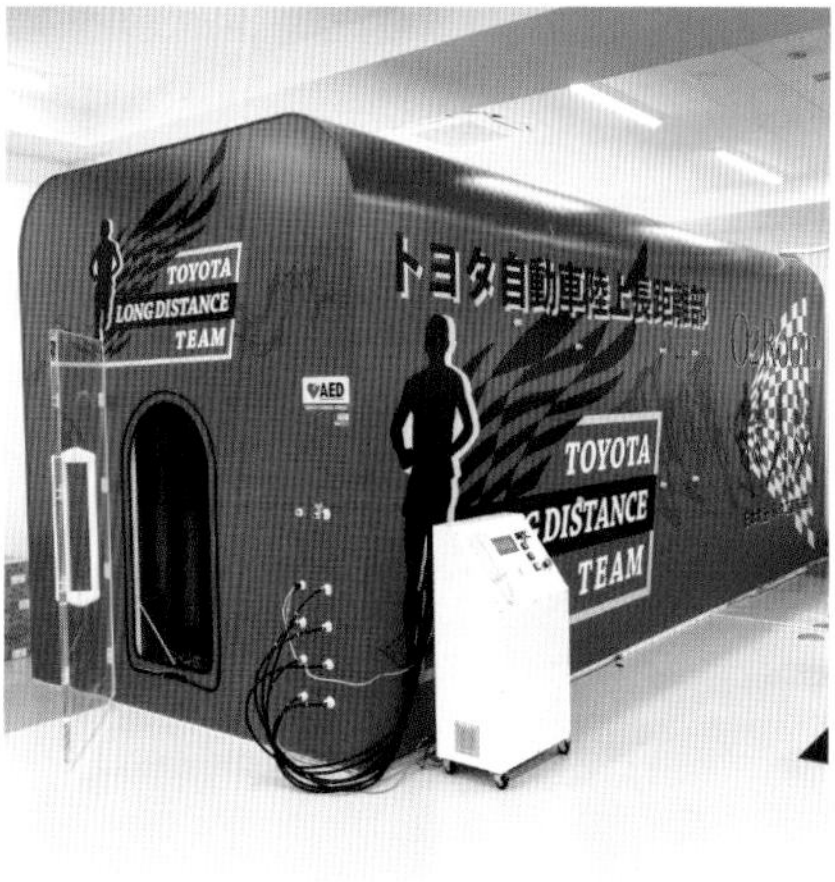

からだのコンディション調整と、高所環境の再現、ケガの回復と早期復帰などに活用。ルーム内にはトレッドミルなどの各種のトレーニング機器を設置。

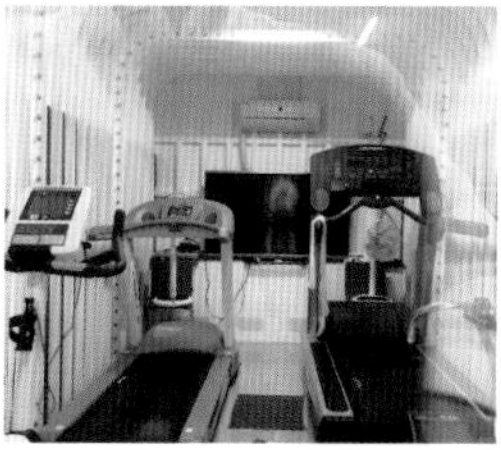

資生堂ランニングクラブ

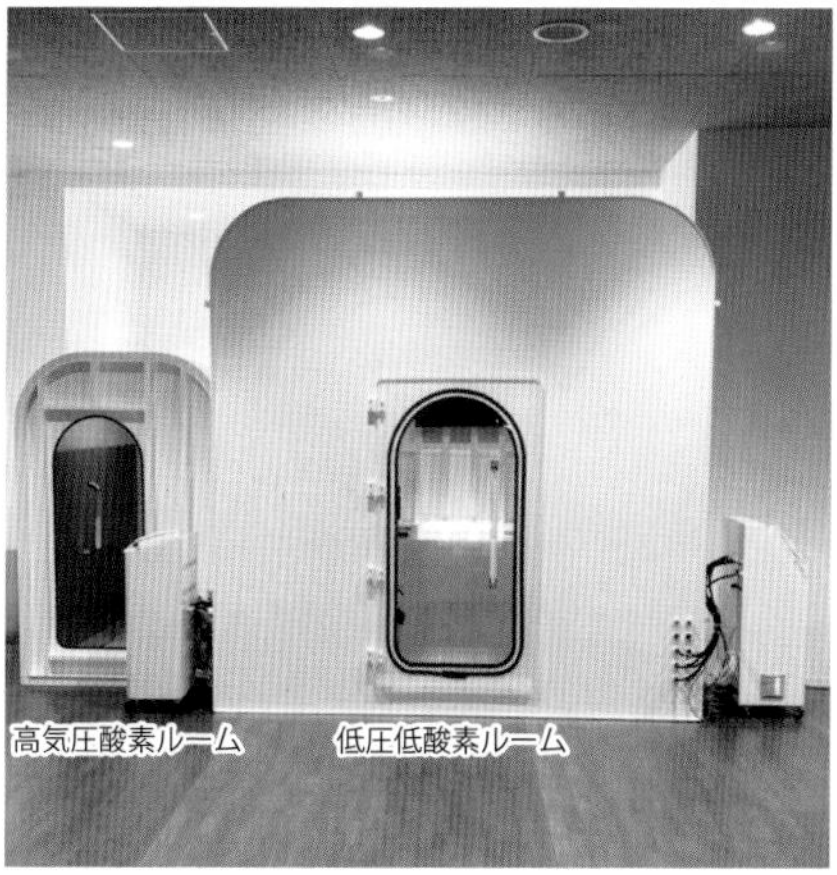

自律神経を整え疲労を回復する高気圧酸素ルームの効果に合わせて、低圧低酸素ルームは、高地トレーニングの環境をつくり選手のパフォーマンスを向上。

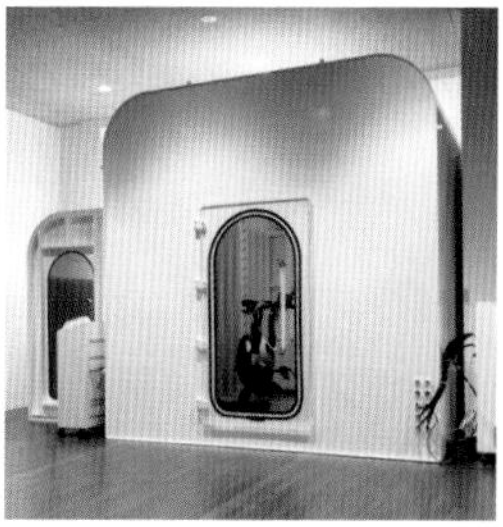

健康維持・増進に活用

自宅に設置する、世界的ファッションデザイナー・コシノヒロコさん

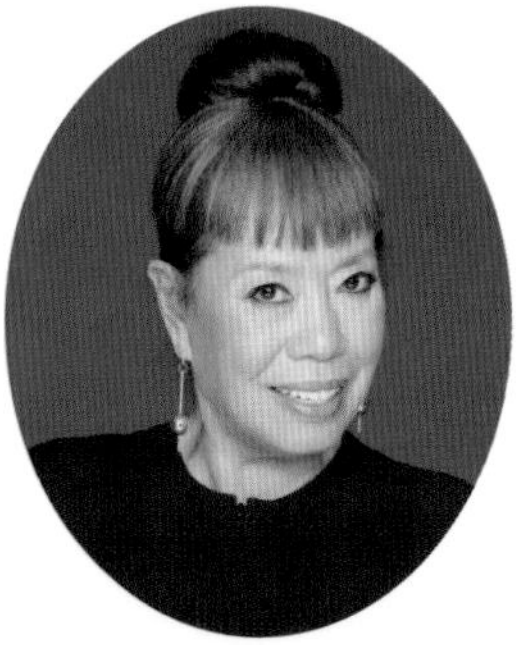

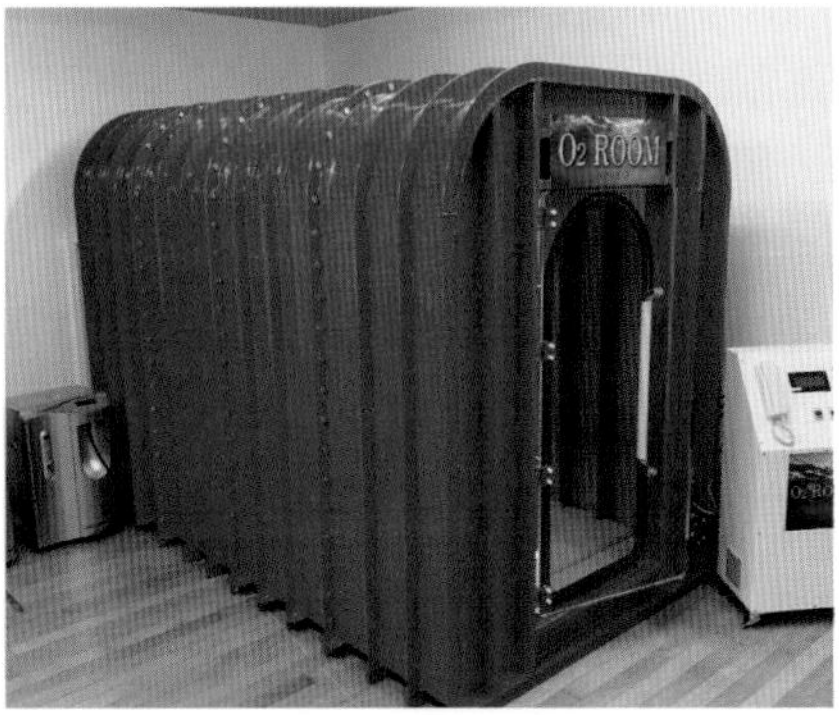

芦屋の自宅に設置、仕事から帰ったときには必ず１時間入るそうです。「入った後はからだが軽くなり、リフレッシュ、夜もぐっすり寝ることができる」という。

DHC プライベートリハビリセンター池袋

酸素ルーム内でのリハビリは身体機能障害の症状緩和や細胞の活性化、疲労回復などの効果が期待される。

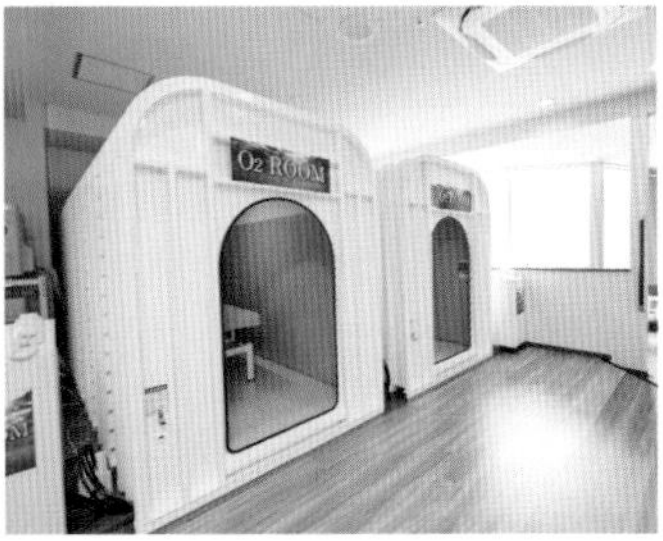

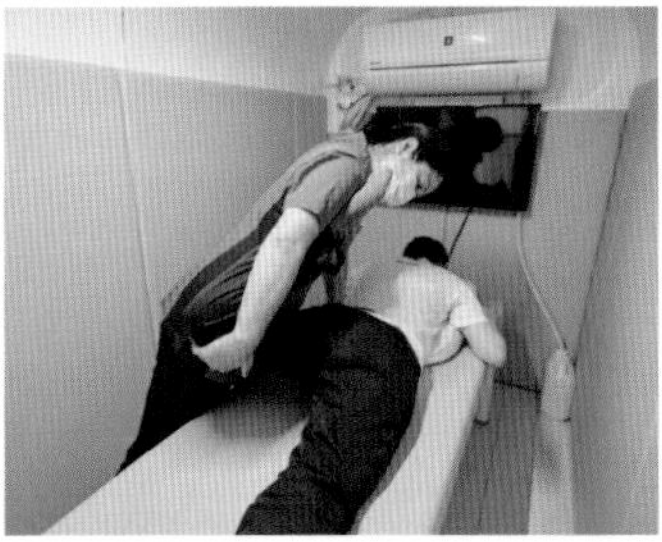

はじめに

　みなさんは「口腔ケア」という言葉をご存じでしょうか？　簡単にいえば毎日の歯磨きや歯科検診でおこなう〝お口のお手入れ〟のことですが、近年、この口腔ケアの重要性が再認識され、注目を集めています。

　口は、私たちの生命《いのち》のもととなる食べものの入り口であり、そのはたらき（口腔機能）は「咀《そ》嚼《しゃく》（かみ砕く）・嚥下《えんげ》（飲み込む）・発音・唾液《だえき》の分泌」などにかかわって食事や会話を楽しむだけのものでなく、社会のなかで健康な生活を営むための原点ともいうべきものです。

　しかし、こうした口腔機能のはたらきは、残念ながら加齢や疾患などによって次第に衰え、食べものが嚙みにくくなったり飲み込みにくくなる、口腔内が乾いて話しづらくなる、などの症状が現れます。さらに、日本人の国民病ともいえる歯周病などのトラブルによって口腔内の細菌が増殖し、その細菌が体内に入り込んでアルツハイマー型認知症や糖尿病、心筋梗塞などのさまざまな病気の原因となることもわかってきています。

　超高齢社会を迎えたわが国では、多くの人が「ただ長生きをするのではなく、病気に苦しむことなく最期まで元気に過ごしたい」と願っています。

しかし現実には、年々平均寿命が記録を更新する一方で、平均寿命と健康寿命の差は欧米各国と比べても長くなっています。それだけ健康に問題を抱えている高齢者が多いということです。口腔ケアの不備・歯周病罹患はこうした問題の大きな要因となっています。

私の母は、希少がんで他界しましたが、病床の母に私が最後にしてあげたことは徹底的に口腔内を磨くことでした。その結果、亡くなる3日前まで口からものを食べることができましたし、さらに口の臭いが全くありませんでした。これは口腔内をきれいにしたためで、いい看取《みと》りができ最後の親孝行ができたと思っています。

このように、口腔内をきれいにすることが全身の健康と幸せにつながるという考えから、私は口腔ケアの重要性について丁寧に説明・指導するとともに、歯周病やその原因となる食いしばりや顎関節症の治療にボツリヌス療法（ボトックス注射）や軽度高気圧濃縮酸素療法を組み合わせておこなっています。

このコラボは、患者さんはもちろん、ほとんどの歯科医の方にも驚かれます。ボトックス注射は美容分野では知られていますが、軽度高気圧濃縮酸素療法はいろいろな疾患の改善に有効であるという話を伺い、歯科治療のボツリヌス療法の効果を向上させるのではないかと、治療をおこなっています各クリニックに酸素ルームを導入しました（巻頭写真参照）。

そんな私の考えに力強い後押しをしていただいたのが、京都大学石原昭彦教授と神戸大学藤野英己教授です。石原教授は酸素ルーム・カプセルの第1人者で、1.2〜1.3気圧、35〜40％酸素環境を「軽度高気圧酸素」と定義なされ、この環境が健康に大きな効果を促し、緊張した筋肉を弛緩《しかん》し、血流を改善をすることを提唱されました。石原先生との出会いが、私がおこなっているコラボの診療方法に自信をもたらしていただき、心の大きな支えとなりました。私はこの環境を強調するために、「軽度高気圧濃縮酸素」といっています。

さらに、藤野教授には歯周病の原因菌であるP.g菌が軽度高気圧酸素環境下では増殖抑制効果を有する可能性があることを実証していただきました（本文第3章を参照）。

こうしたコラボを実際に取り入れてみて、歯科治療の予後も改善していると感じますし、各クリニックの患者さんからもご好評をいただいています。

さらに、口腔ケアで歯周病や食いしばりなどを改善し、多くの方に健康な老後を過ごしてほしいと思い、現在、「NPO法人ピースネット」の代表として、口腔ケアの啓発・普及のための講演会、海外での無料診療などに力を注いでいます。

「常に新しい情報や技術に触れ、よいと思ったものは取り入れてみる」。これが私のモットーであり、なによりも患者ファーストの医療の道なのではないかと考えます。

この本が、正しい知識による口腔ケアのサポートとなり、歯周病などの感染症を防いで、みなさまが〝幸福＝口福〟となるための一助となれば幸いです。

なお、最後になりましたが、今回、日本歯科大学丸茂義二名誉教授、神戸大学研究員の近藤浩代先生には、貴重な研究結果をご提供いただきました。

さらに、酸素ルームの製造・販売元である日本気圧バルク工業（株）の天野英紀社長にもいろいろな資料のご提出をいただきました。皆様には心よりお礼申し上げます。

歯科医師　野本恵子

目次

口腔ケアと酸素ルームで100歳まで健康に生きる

巻頭写真

第1章

口腔ケアが健康を守る

第2章

歯周病は国民病！

第3章

軽度高気圧酸素が歯周病菌を退治！

監修 藤野英己神戸大学教授

第4章

歯周病と全身疾患の関係

第5章

「噛み合わせ」など間接的要因と歯周病

第6章

口腔ケアの新しい道を拓く

第1章

口腔ケアが健康を守る

超高齢社会の課題となる健康寿命の延伸

世界有数の長寿国であるわが国では、男女とも平均寿命が80歳を超え、最近では「人生100年時代」といわれます。

実際、2019（令和1）年の日本人の平均寿命は男性81・41歳、女性は87・45歳で、男女とも過去最高を更新しました。

ある海外の研究によれば、「2007年に日本で生まれた子どもの半数が、107歳より長生きする」と推計され、100年生きることを前提とした人生設計が求められる時代となりました。

その一方で、WHO（世界保健機関）が「健康上の問題で日常生活が制限されることなく生活できる期間」と定義している「健康寿命（2016年の発表）」は、男性72・14歳、女性74・79歳となっており、男性で約9年、女性では12年以上も平均寿命より短く、その間は健康に何らかの問題を抱えながら生活していることになります。その大きな要因のひとつが歯に関する疾患なのです。

図１■高齢者ひとりを支える生産年齢（現役世代）の人数

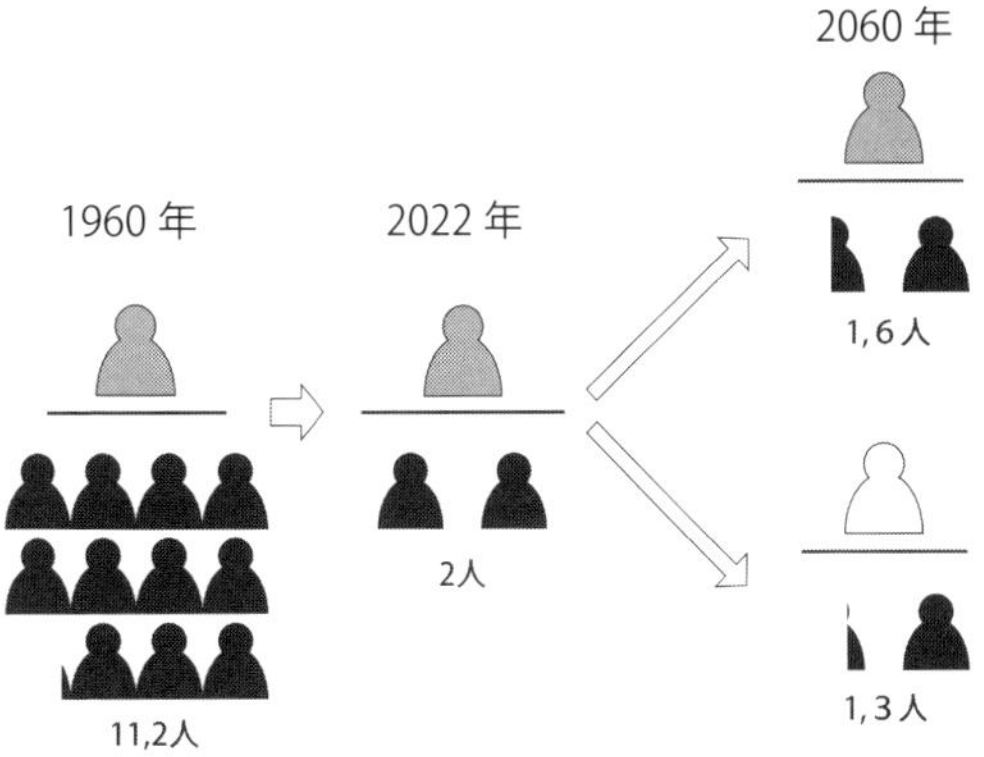

＊国立社会保障・人口問題研究所、日本の将来推計人口（2017年推計による）。

要介護者が増えていく現実

せっかく長生きをしても、からだのあちこちに不調を抱えて日常生活が制限されたり、ベッドで寝たきりでは、人生を楽しむことはできません。しかし、現実には社会の高齢化とともに介護を必要とする人の数は増加し、75歳以上の後期高齢者の約３割が要介護者となっています。１９９３（平成５）年に約２００万人だった要介護者は、２０１９年10月現在で約６６９万人となり、予測をはるかに上回るペースで増え続けているのです。さらに、高齢化の一方で少子化が進み、15歳から65歳までの生産年齢人口が減少を続けています。

１９６０（昭和35）年には、現役世代11・２人でひとりの高齢者を支えていたものが、２０２２（令和４）年には２人でひとりとなり、このままでは２０６０年には現役世代ひとりで高齢者ひとりを支えることになると予測され（図1）、年金や医療、介護費などの社会保障の維持のためにも、早急の対策が必要とされています。そのため厚生労働省では、国民の誰もがより長く、元気に活躍できて、すべての世代が安心できる社会の実現のため、現役世代が急激に減少する２０４０年までに健康寿命を今より3年以上延ばし、75歳以上にしようという「健康寿命延伸プラン」を掲げています。

「80歳で20本の自分の歯を残す」８０２０運動

健康寿命を延ばすためには、生活習慣の改善と運動、そして食事が重要なポイントとなります。なかでも食事は私たちのからだをつくり、生命を維持するための基本となるもので、食事をおいしく食べるためには健康な歯が欠かせません。こうした背景を受け、厚生労働省と日本歯科医師会が推進しているのが「８０２０運動」です。８０２０運動とは、

図２■「8020」の達成者の割合

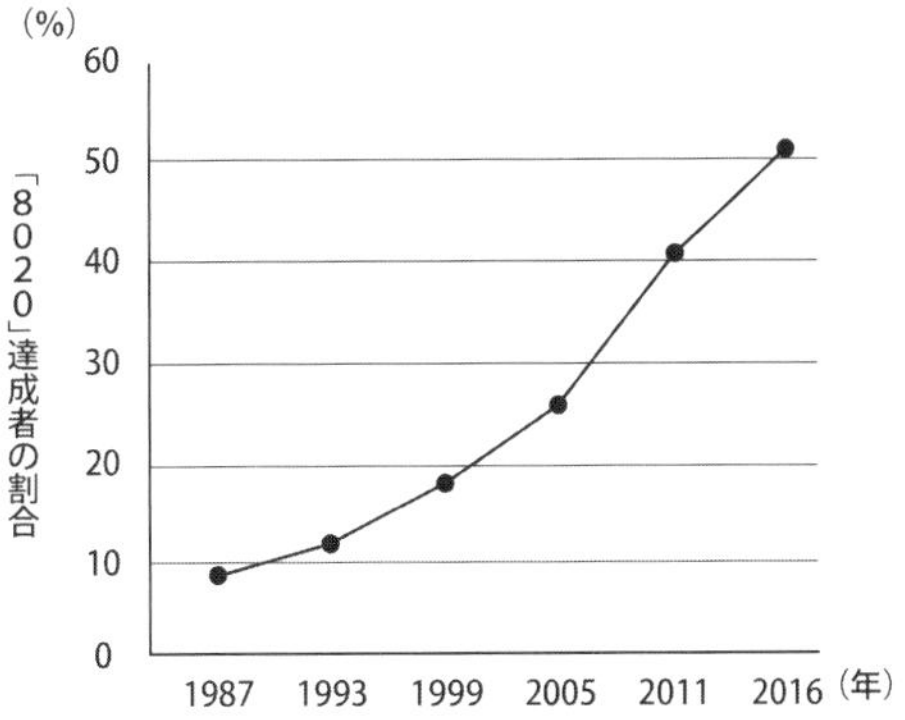

＊厚労省歯科疾患実態調査の概要（2016年10.11月調査）から、75歳以上85歳未満の数字から推計。

いつまでも食事をおいしく食べるために「80歳になっても自分の歯を20本以上残そう」というスローガンのもと、歯の健康の維持・増進を図ろうとするものです。

永久歯の数は、全部揃うと32本ですが、一番奥の親知らず（第三大臼歯）は抜いてしまったり、生えないこともあるため、上下合わせて28〜32本が一般的です。そのうち20本以上の歯が残っていれば、食べものを不自由なく咀嚼できるといわれ、「生涯自分の歯で食べる楽しみを味わえるように」という願いを込めて、１９８９（平成１）年から始まりました。

運動が始まった当初は目標を達成している75歳以上の高齢者は１割にも満たず、80歳の平均残存歯数はわずか４〜５本でしたが、

2016年（平成28）年には達成者率が51・2％にまで上がりました（図2）。しかし、その一方で高齢者人口は増え続け、現在80歳以上の高齢者の人口は、運動がスタートした30年前のおよそ4倍にもなっています。そのため、達成率は増えているものの、同時に目標に達していない高齢者の絶対数も増え続けています。運動開始以来、すべての年齢層において歯の平均保持数は増加しており、現在、男性で65〜70歳、女性で70〜74歳までの平均値で20本を超えています。

このように、全体的には高齢者の口内環境は改善傾向にありますが、問題を抱えている人が多いことも事実です。そのため、当初の目標である「達成者率50％」を達成した現在も、2022（令和4）年に向けて達成者率を60％とする新たな目標が設けられています。

8020達成者は病気のリスクが低い

歯の残存数が少ないのは歯周病も大きな要因となっています。この歯周病などの口内のトラブルは放っておくと歯を失ってしまうだけでなく、認知症、脳血管疾患などさまざまな病気のリスクを高めるといわれています（各疾患の詳細は5章を参照）。

たとえば、２０１４（平成26）年には、イギリスのユニバーシティ・カレッジ・ロンドンのジョージオス・ツァコス博士らによって、歯を失うことで記憶力や認知機能が低下することが発表されましたし、別の研究では、抜けた歯の本数が多い人ほど認知症を発症しやすい、という報告もあります。

そんな歯周病に関して気になる研究結果が国内でも発表されました。九州大学の研究チームによると、マウスに歯周病菌を3週間投与し続けたところ、アルツハイマー型認知症の原因物質であるタンパク質「アミロイドβ」が投与していないマウスに比べて約10倍検出され、マウスの記憶力も低下したというのです。

一方で、たとえ歯を失っていても、入れ歯などできちんと噛めるようにケアしていれば、認知症のリスクも低下することがわかっています。噛むことで脳の血流量が増えることが、よい結果をもたらしていると考えられています。

また、歯が19本以下で義歯を使用していない人は20本以上残っている人と比べて転倒リスクが2・5倍になります。転倒時にぐっと噛みしめることができないのが原因です。転倒リスクは、骨折し、寝たきり生活につながる可能性もあり、一見まったく関係のない健康リスクにも、口腔ケアと相関関係があるのではないかと考えられています。

口腔ケアで生涯医療費が700万円も節約！

日本歯科医師協会が、全国の40歳以上、約17000人を対象に行った調査では、20本以上歯が残っている人は、0～4本の人よりも、年間の医療費が平均で175900円、低いことがわかりました。約40年間通院したとすると、実に700万円もの費用が口腔ケアをおろそかにしたことで失うのです。豊かな老後を過ごすためにも、自分の歯を失わないことが大切といえそうです。

もともと日本人は欧米に比べて口腔ケアに対する意識が低く、積極的な取り組みが少ないといわれますが、30年前と現在ではそんなケアに対する意識も大きく変わりました。

- 1日3回以上、歯を磨く人が倍以上に増加
- デンタルフロスや歯間ブラシなどの補助的な清掃用具の使用者が増加
- 定期歯科検診を受診する人が増加など

このように、歯と口の健康への意識が高まり、口内環境を意識する人が増えた結果、虫歯の放置や歯の喪失の減少が認められ、8020運動の推進に貢献する結果が出てきました。

口腔内にも生息する口内フローラという細菌叢

口腔ケアの天敵は口内に生息する細菌です。「腸内フローラ」と呼ばれる腸内細菌が、私たちの健康に重要な役割を果たしていることがわかり注目を集めていますが、腸内と同じように、口の中にもたくさんの菌が棲息《せいそく》しています。その数は実に７００種類、１０００億個ともいわれ、人によって種類は異なるものの、通常数百種類の常在菌が棲息して、細菌叢《さいきんそう》を形成しています。この細菌叢は、さまざまな細菌が生息している様子がお花畑（フローラ）のように見えることから「口内フローラ」と呼ばれます。人のからだの中のフローラは口内だけでなく腸内や皮膚にも存在し、微生物（マイクローブ）の集合体（オーム）という意味で、「マイクロバイオーム」ともいわれ、からだに棲みつく微生物の中でもっとも密度が高い菌塊です。口腔内に定着している細菌は「口腔内常在菌」と呼ばれ、歯面や舌表面、歯周ポケット、頬粘膜、さらには唾液などさまざまな部位で、独自の口内フローラを形成しています。これらの多くはとくに害のない細菌で、口から入る細菌やウイルスなどの侵入を防ぐ免疫機能を高めるはたらきがあります。

口腔内に存在する常在菌

善玉菌
乳酸菌、口内レンサ球菌、ナイセリア、ロイテリ菌、アクチノマイセス（アクチノミセス）など

悪玉菌
虫歯菌（ミュータンスレンサ球菌など） 歯周病菌（プロフィロモナス・ジンジバリス、トレポネーマ・デンティコーラ、タンネレラ・フォーサイセンシスなど）

日和見菌
肺炎球菌、ブドウ球菌、大腸菌など 通常は無害だが、増殖すると悪玉菌になる

口腔内の常在菌

口腔内常在菌の多くはレンサ球菌とナイセリアなどによって構成されています。

どちらも健康に害のある細菌ではありませんが、口腔ケアが不十分だと免疫力が低下し、歯垢《しこう》（プラーク）がつくられ、口内フローラのバランスを乱してしまいます。そして乳酸菌などの善玉菌が減少して日和見菌といわれる菌が増殖し、通常では害のない菌によって起こる「日和見感染症」の原因となってしまうこともあります。

日和見菌は、善玉菌とも悪玉菌ともいえない菌で、普段は無害でも増殖すると悪玉菌となる細菌で、肺炎球菌やブドウ球菌、大腸菌などが有名です。

善玉菌を増やすロイテリ菌とは!

こうしたなか、体内に棲む菌のバランスを整えることで病気のリスクを軽減する「バクテリアセラピー」と呼ばれる予防医療において、口中の善玉菌を増やして悪玉菌を減らすロイテリ菌が注目されています。

ロイテリ菌（ラクトバチルス・ロイテリ）は、アンデス山中で暮らす女性の母乳から発見された乳酸菌の一種です。もともとは日本人の体内にも存在していましたが、食生活や生活習慣の変化によって保菌者が減少し、現在では日本人の7人にひとりしか保有していないといわれています。口内のロイテリ菌は、ロイテリンという抗菌物質（抗生物質）をつくり出し、歯周病菌やプラークの中の悪玉菌を抑制するはたらきがあります。

歯科治療で用いられる抗菌剤（抗生剤）は、悪玉菌だけでなく有益な善玉菌も減少させて口内フローラのバランスを崩してしまうため多くを用いることはできず、一時的な効果で終わってしまうこともしばしばでした。しかし、ロイテリ菌は副作用もなく、安全に摂ることができることから、その効果に期待が寄せられています。

口腔ケアと「オーラルフレイル」

口腔ケアとは、口腔の疾病予防、健康保持・増進、リハビリテーションによって口の健康や機能を保つことです。具体的には、口腔の清掃、咀嚼・嚥下のリハビリテーション、歯肉のマッサージ、口臭の除去。口腔乾燥の予防などですが、それだけでなく食べる楽しみや人との会話を楽しみ、コミュニケーションをはかるなど、生きる喜びや精神的に豊かな生活を支える役割があります。

まさに、「生活の質（QOL」（Quality of Life、））の維持・向上には欠かせない技術です。つまり、今や口腔ケアの正しい認識と普及が、健康寿命の延伸のためにも欠かせない、重要な課題となっているのです

とくに、高齢者においては加齢やさまざまな要因によって、口腔機能が複合的に低下し、

放置しておくことで口腔機能障害の咀嚼機能不全や嚥下障害を起こすことになりかねないこともわかってきました。そこで新たに発信されたのが「オーラルフレイル」という考え方です。

フレイルとは加齢に伴い身体の予備能力が低下し、健康障害を起こしやすくなった状態をいい、いわゆる「虚弱（Frailty）」を意味する言葉です。

オーラルフレイルとは、わずかなムセや食べこぼし、滑舌《かつぜつ》の低下といった口まわりのささいな衰えによる症状をいいます。このフレイルは、放っておくと心身の機能低下にもつながり、要介護になりやすいこと、死亡リスクが高くなることもわかりました。オーラルフレイルとは口まわりの衰え状態を自分事として認識してもらうための啓蒙のキャッチフレーズで、検査結果による病名は「口腔機能低下症」といいます。

口腔機能の低下を予防する

オーラルフレイルは口腔機能障害までの初期段階であり、この段階での予防ができれば回避することが可能なのです。そこでこの段階での適切な「口腔ケア」が有効となります。

オーラルフレイルをセルフチェックしよう！

- □かたいものが食べにくくなった
- □口の中が乾くようになった
- □滑舌が悪くなった
- □薬を飲みにくくなった
- □食べこぼしをするようになった
- □食後に口の中に食べ物が残るようになった
- □食事のときにムセるようになった

＊このような症状がひとつでもあてはまる場合は、気をつけましょう。

口腔ケアというと、虫歯や歯周病の予防のための歯磨きのことと思いがちですが、口腔ケアは、歯や歯ぐき（歯肉）、舌、粘膜など口の中のすべての清掃や、咀嚼と嚥下機能を維持・回復するためのリハビリテーションなども含めた、幅広い意味をもつ言葉です。

口腔ケアには、口内をきれいにする「器質的口腔ケア」と、口腔機能を高める「機能的口腔ケア」の2種類があります。

・**器質的口腔ケア**は、口腔内の清潔を保つためにおこなう清掃が中心で、食後のうがいや磨きなどが基本となります。なかでも高齢者の場合、誤嚥性肺炎《ごえんせいはいえん》予防のためにも、義歯や舌など、口腔全体の清掃が重要になります。

●**機能的口腔ケア**は、口腔機能を維持・向上するための機能訓練を中心とするものです。顔面体操や舌体操、飲み込む力を鍛える嚥下体操など、口のまわりの筋肉や舌を動かすことで、口腔機能の維持・向上を目指し、機能能力の低下を予防します。高齢者の口腔ケアでは、口内の清掃だけでなく、機能訓練を併せておこなうことが大切です。

セルフケアとプロフェショナルケアとは!?

さらに、この2種類のケアには、それぞれ自分自身でおこなう「セルフケア」と、歯科医や歯科衛生士などの専門家によっておこなわれる「プロフェッショナルケア」があります。

セルフケアとは、歯ブラシやデンタルフロス、歯間ブラシなどを使って、自分で口腔内を清潔に保つことです。毎日、できれば毎食後おこない、歯垢《しこう》（プラーク）を取り除き、歯石が張りつくのを予防します（歯の磨き方詳細は第2章61ページ参照）。

ときには口腔機能を維持するための、バランスのとれた食事をしっかり咀嚼して食べることや自分でできる口まわりのトレーニングもセルフケアのひとつです（図４）。

図 4 ■口腔機能を向上する簡単トレーニング

1．口呼吸を改善する「あいうべ体操」

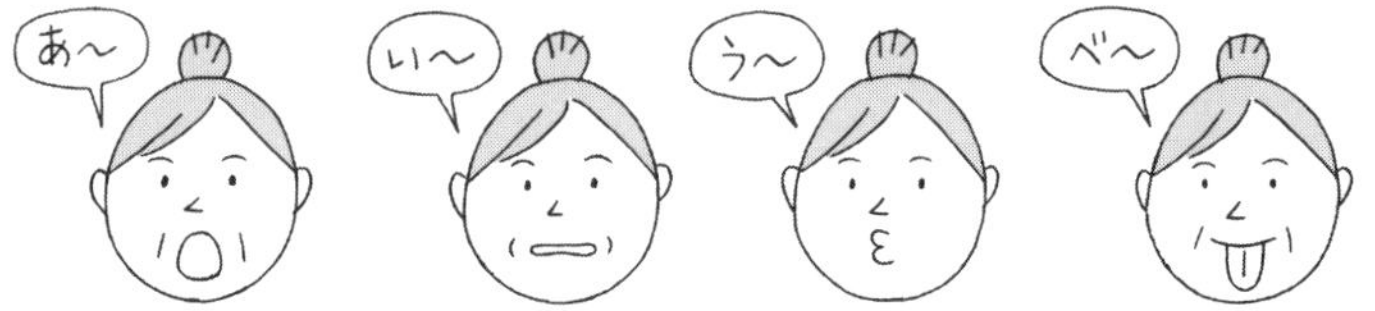

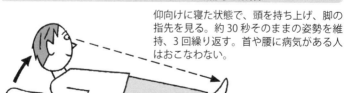

①口を大きく開き、「アー」と発声する。
②口を大きく横に広げ、「イー」と発声する。
③口を強く前に突き出し、「ウー」と発声する。
④舌を突き出して「ベー」と発声する。

①〜④を 1 セットとし、1 日 30 セットおこなう。

＊一般社団法人埼玉歯科医師会オーラルフレイルハンドブックを参考に編集部で作成

2．嚥下機能を向上する「発声体操」

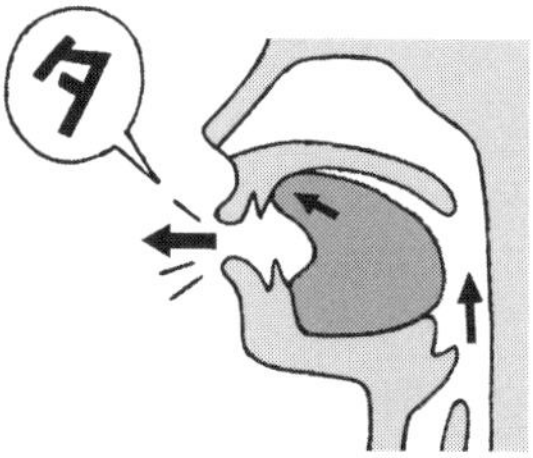

できるだけ口を大きく開けて、パ行、タ行、マ行、カ行、ラ行を繰り返し発音します。これらの音の発声には、食べものを飲み込むときと同じ器官（口、舌、のどなど）を使うため、嚥下機能の低下を防ぐことができます。

3．のどの筋肉を鍛える頭部挙上訓練

仰向けに寝た状態で、頭を持ち上げ、脚の指先を見る。約 30 秒そのままの姿勢を維持、3 回繰り返す。首や腰に病気がある人はおこなわない。

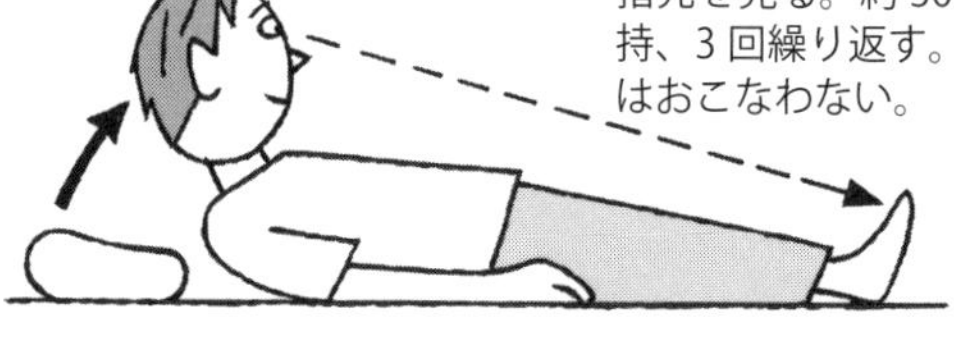

プロフェッショナルケアでは、歯石の除去など、自分ではできない専門的なケアをおこなうほか、全身状態や口内の状況に合わせた口腔ケアのアドバイスをおこないます。「専門的口腔ケア」ともいわれます。

口腔機能改善がもたらす、おもな効果

・口の中の汚れを改善する

口腔内が不潔になると歯周病、口内炎などの口腔内トラブルが発生しやすくなります。免疫力が低下していれば、口腔感染症にもかかることがあります。

口臭の約９割は、口の中に原因があるといわれます。歯石や汚れ、舌苔《ぜったい》（舌の表面に付着した白い苔のようなもの）などを除去し細菌の繁殖を抑えます。

・誤嚥性肺炎などの病気予防

食道から胃に入るはずの唾液や食べものが、誤って気道内に入ってしまうことで起こる

「誤嚥性肺炎」は、嚥下機能の低下による嚥下障害が原因となります。

口腔ケアで舌や口唇などの口腔機能を改善し、口内を清潔にすることで免疫機能の向上をはかります。

・会話などのコミュニケーションの改善

口腔機能が改善することで口や舌の動きがよくなり、発声や発音が滑らかになり（滑舌）、人とのコミュニケーションにおける障害が軽減します。食事のときの食べこぼしなども少なくなります。

口内環境を悪化させるドライマウス

口腔内の環境に大きく作用する要因に口の中の乾燥が挙げられます。高齢化により唾液の分泌量が低下し、唾液量が減少するのです。唾液は口の中を潤《うるお》すだけでなく、外部から入ってくる細菌からからだを守る、免疫機能をはじめ、消化作用、洗浄作用、緩衝《かんしょう》作用、再石灰化（虫歯を防ぐ）など重要なはたらきを果たしています。また、味蕾《みらい》は水に溶けた味覚物質によって味を識別しているため、口内が乾いていると味覚が鈍くなり、さらに、舌苔があると味蕾への刺激を遮《さえぎ》ってしまうため、味を感じにくくなります。

唾液腺から分泌される健康な人の平均的な唾液量は1日あたり約1～1.5リットルといわれています。唾液の分泌が少なく口腔内が乾燥した症状を「ドライマウス」といいます。ドライマウスの原因はストレスや習慣的な口呼吸、病気や薬の副作用などさまざまで、原因となる疾患には、糖尿病、甲状腺機能障害、シェーグレン症候群などがあげられます。

また、口腔乾燥は高齢者のQOLを低下させる原因となっていますが、これは加齢に伴う全身疾患や服用薬剤が唾液分泌に影響を与えていると考えられています。疾患自体が原因の場合は、その治療を進めることが大切ですが、生活習慣を改善することでドライマウス症状を軽減することも可能です。たとえば、こまめに水分を摂り、食事はよく噛んで食べ、デンタルリンスや保湿剤を使用するなどして改善をはかります。さらに、唾液の分泌を促す「唾液腺マッサージ」などの健口体操も効果的です（図5）。このことを毎日続けると、口や舌のはたらきがなめらかになり、唾液も出やすくなります。

ドライマウスセルフチェック法

- □水をよく飲む
- □夜中に渇きで目が覚めて水を飲む
- □乾いた食品が噛みにくい
- □食品が飲み込みにくい
- □口の中がネバネバする
- □入れ歯で歯ぐきが傷つく

＊上記のような症状がある場合は注意が必要です。

図 5 ■唾液腺マッサージ

1．耳下腺マッサージ

親指以外の4本の指を頬にあて、上の奥歯のあたりを後から前へ向かって回す。10回おこなう。

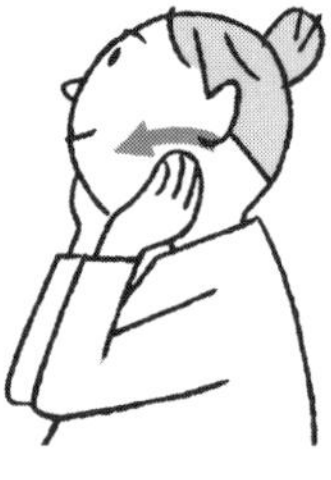

2．顎下腺マッサージ

親指を顎下の骨の内側で、柔らかい部分にあて、耳の下から顎の下まで順番に5ヵ所ほどを押す。1ヵ所につき5回ずつ押す。

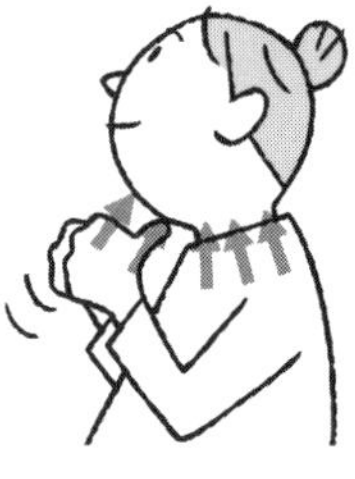

3．舌下マッサージ

両手の親指をそろえて、顎の真下から舌を押し上げるようグーッと押す。10回おこなう。

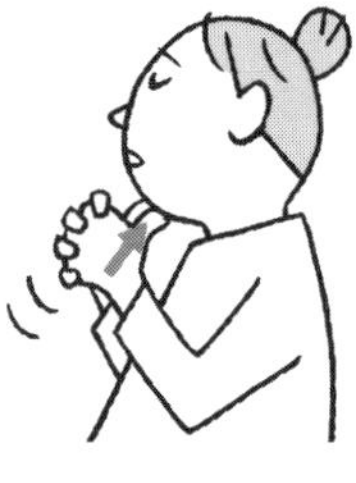

＊日本歯科予防センター HPより引用

「噛む力」を失わないことが長寿の秘訣

食事を楽しく味わいながら食べるために必要なのが、食べものを「噛む力（咀嚼機能）」です。「噛む力」とは、噛みしめる瞬間の力だけでなく、食べものを噛み砕いて咀嚼し、すりつぶし、唾液と混ぜ合わせて飲み込める状態にまとめることまでを含めての力であり、歯、舌、あごなどが連動してできることです。咀嚼力機能の向上は、脳の活性化や健康寿命の延伸、ダイエットなど、実にさまざまな効果を生みだします（咬合力《こうごうりょく》の詳細に関しては第5章参照）。

図6■脳の活性化

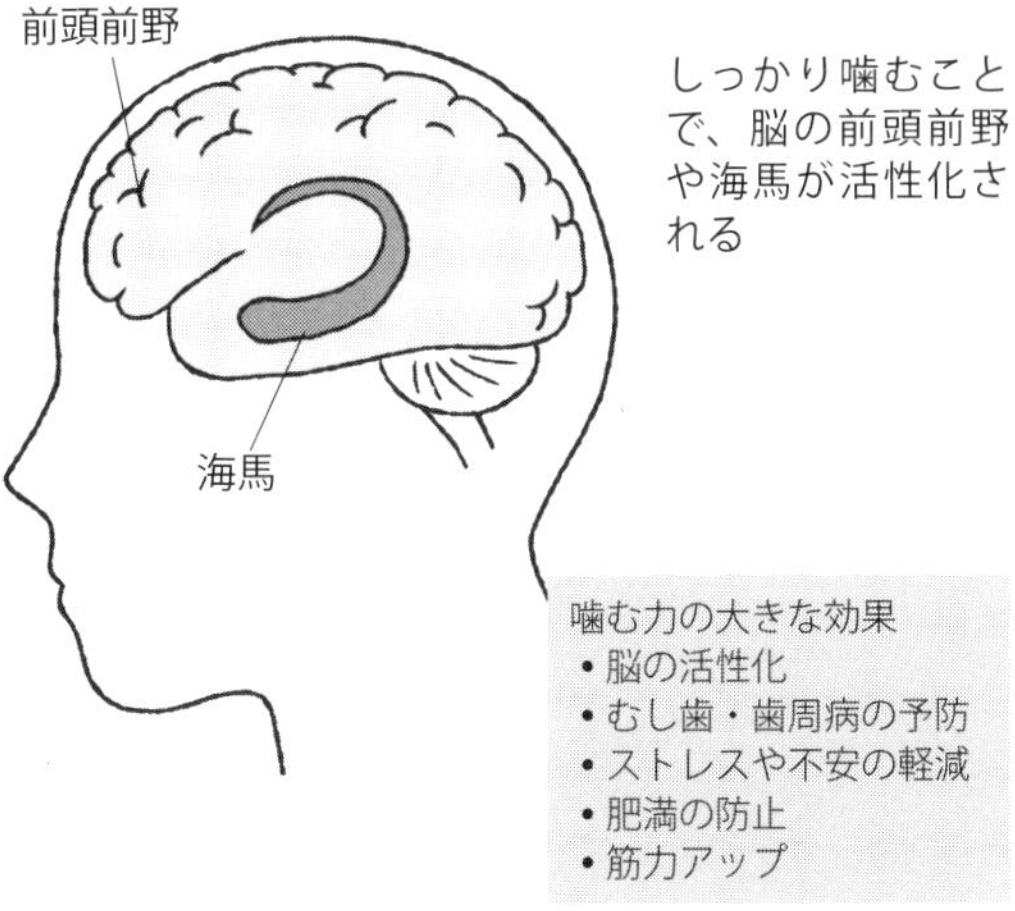

加齢とともに感じる噛む力の低下

厚生労働省が3年に1回実施している「国民生活基礎調査」によれば、加齢とともに「噛みにくい」と訴える人の数が増え、75歳以上の後期高齢者では50代前半の人の6倍以上の人が、食事の際の違和感や不都合を訴えています。

人は、うまく噛めなくなると、やわらかいものばかりを好んで食べるようになります。やわらかい食べものには糖質や脂質が豊富なものが多く、栄養バランスがくずれてメタボなどの原因となり、動脈硬化や心疾患、脳血管疾患などのリスクを高めます。

そもそも現代人は、昔に比べて歯ごたえのない、やわらかな食べものを好むようになって、昭和初期は1回の食事で噛む回数が1420回であったのが、現代では620回と咀嚼回数が半分以下に減少しているといわれます（神奈川歯科大学斎藤滋元教授調査による）。

その結果、あごの筋肉や骨が十分に成長できず、あごの骨が小さくなって噛む力も弱くなっているといいます。やわらかな食べものでも、よく噛んで食べればあごの骨が丈夫になり、噛む力を高めます。1口30回噛むこと目標にしてください。

咀嚼能力をセルフチェックしよう！

- □生野菜やおひたしなどが食べにくい
- □肉や野菜は細かくしてから口に入れている
- □「この食べものはかたい」と感じることが増えた
- □パンやサンドイッチを手でちぎって食べている
- □食事の時間が以前より長くかかるようになった
- □昔よりやわらかめのご飯を好むようになった
- □あまり噛まずに丸のみすることがある
- □最近やせてきた

上記のサインが気になったら、歯科医院で「咀嚼能力検査」をしてもらうこともできます。検査は、グルコース（糖の一種）を含んだ試験用グミゼリーを20秒間噛み続けたあと、10㎖の水を口にふくんで吐き出す、という簡単なもので、その水の中に含まれるグルコースの量によって、噛む力が測定できるので、自分の咀嚼力を客観的に判断したい方は歯科医に相談してみるとよいでしょう（ほかに何種類かの別の方法があります）。

しっかり噛むことは、病気を予防して健康寿命を延ばすことにも役立ちます。きちんとケアをおこなって噛む力をキープして、食べること、そして人生を楽しみましょう。

コラム

美味しく食べるには何本の歯が必要？

歯の平均寿命は約 50 ～ 60 年といわれています (厚労省歯科疾患実態調査報告)。

歯の寿命とは永久歯が出て抜けるまでの期間で、最も長いのが下顎犬歯で、短いのは下顎左側第 2 大臼歯（奥歯）といわれる歯です。男女別の比較では、すべての歯種で男性のほうが長くなっています。日本人の平均寿命と比較すると、およそ 20~30 年間は自分の歯がなく、入れ歯や義歯によって食事をすることになります。永久歯が生えそろう 6 歳ころから 70 年以上は手入れや治療を怠らず、自分の歯を大切に保つ努力をしなければいけません。

下記の表はものを美味しく食べるために必要な歯の本数を表したものです。

18~28 歯	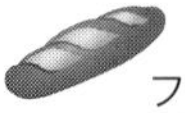 フランスパン	たくわん、酢タコ、固焼きせんべい、スルメイカ
6 ～ 17 歯	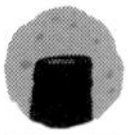 せんべい	おこわ、れんこん、きんぴらごぼう、かまぼこ、豚肉（薄切り）
0~5 歯	 バナナ	茄子の煮つけ、うどん

＊厚生労働省：標準的な検診・保健指導プログラム＜別冊＞保健指導における学習教材集『歯の数と食べられるものの関係』より引用

フランスパンや固焼きせんべい、繊維質の多い野菜などは噛めば噛むほど味わい深く美味しく食べられるものです。これらの食品は 20 本以上あればさほど支障なく食べることができます。一方歯が少なくなるにつけやわらかいものを好むようになり、糖質量が増えてほかの栄養は減ってしまうのです。改めて、「8020 運動」の重要性を再認識せざるを得ないと思います。

第2章

歯周病は国民病！

歯周病は世界でもっとも患者数の多い感染症

歯周病は、歯を支える歯ぐき（歯肉）が炎症を起こし、次第に骨（歯槽骨《しそうこつ》）が壊され、最終的には歯が抜け落ちてしまう病気です。世界でもっとも患者数が多い感染症といわれ、日本でも歯肉炎と歯周病疾患で治療を受けている人はおよそ４００万人（厚労省２０１７年患者調査による）いるとされ、40歳を超えると約8割がかかっている国民病といってもおかしくない病気です。

一度かかると自然に治ることはありません。虫歯とともに日本人が歯を失う2大原因のひとつで、若いうちは虫歯による喪失が多いものの40代後半からは歯周病のほうが多くなり、全体として歯を失う原因の第1位となっています。

さらに、炎症が続くと歯周病菌や菌の出す毒素が血流に乗って全身に運ばれ、さまざまな疾患を引き起こすともいわれています。また、年代が上がるほど症状が進行した人の割合が増え、45歳以上になるとセルフケアだけでは回復が見込めない状態の人が3割を超えるなど、中高年にとっては身近で恐ろしい病気となっています。

静かに進行するサイレントディジーズ（沈黙の病気）

歯周病がこれほど多くの人を悩ませている大きな要因に、痛みなどの自覚症状が少なく早期発見が難しいため、気づいたときには重症化していることが多い、ということがあります。そのため、歯周病は「サイレントディジーズ（Silent disease：沈黙の病気）」ともいわれます。

初期の段階ではなかなか気づきにくい病気です。

なお、歯周病は歯周組織に起きる病変の総称で、正確には「歯肉炎」と「歯周炎」に分かれます。歯肉が赤くなったり、腫れたりするなどの炎症が歯ぐきにのみみられる状態を「歯肉炎」、歯肉炎の炎症が進み、歯ぐきから歯槽骨、歯根膜にまで広がり、さらに進んで炎症がひどくなり、化膿して、歯の動揺《どうよう》が増大し、最終的には歯の喪失《そうしつ》に至る状態を「歯周炎」といい、ひどい痛みと口臭があります。

日本臨床歯周病学会では、歯周病のセルフチェックとして、次ページの症状を挙げています。

歯周病をセルフチェックしよう！

該当する項目に✓をしてください。

- □ 朝起きたとき、口の中がネバネバする
- □ 歯磨きをすると出血する
- □ 口臭が気になる
- □ 歯肉が痛む、むずがゆい
- □ 歯ぐきが赤く腫《は》れている（健康な歯肉はピンク色で引き締まっている）
- □ かたいものが噛みにくい
- □ 歯が長くなったような気がする
- □ 前歯が出っ歯になったり、歯と歯の間に隙間《すきま》ができて、食べものが挟まるようになった

【診断】

①３項目あてはまる。

歯周病と断定はできませんが、油断は禁物。毎日のブラッシングと、歯科医院での定期的な検診で予防に務めましょう。

②６項目あてはまる。

歯周病が進行している可能性があります。歯科医院に相談しましょう。

③全項目あてはまる。

歯周病がかなり進んでいます。歯を守るためにも、すぐに治療をはじめましょう。

歯周病は、プラーク（歯垢）が原因

図1■健康な歯と歯周病の歯の比較

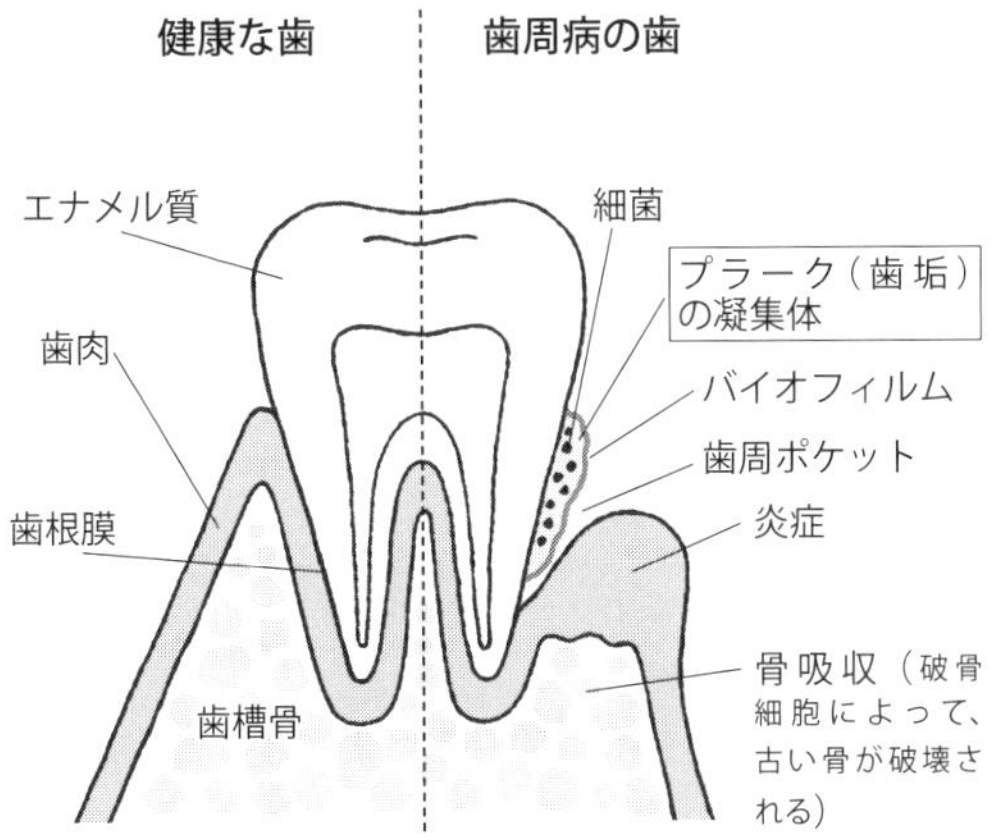

歯周病は、虫歯と同じく、口の中の細菌によって起こる「バイオフィルム感染症」のひとつです。バイオフィルムとは細菌と細菌がつくり出した菌膜のことで、排水溝の〝ぬめり〟など、水のあるところでは大抵バイオフィルムをみることができます。

一般に「プラーク」と呼ばれる口内のデンタルプラークはバイオフィルムと同じ構造で、私たちの口の中には実にたくさんの細菌が棲んでいて、歯に付着して繁殖しているのです。塊となったプラーク1㎎には、約5～10億個の細菌がいるといわれています。

プラークはその80％が水分で、残り20％の有機成分のうち70％を細菌が占めています。歯の表面には、唾液成分の糖タンパクが「ペリクル」と呼ばれる薄い皮膜をつくっています。ここに口腔内の細菌が付着すると、悪玉菌のミュータンス菌（虫歯菌）がショ糖を使って粘着質の物質をつくり出して表面を覆います。この状態がプラークやバイオフィルムと呼ばれるものです。栄養も水も豊富で、温度もおよそ37℃と細菌の増殖に適した温度で、口腔内で増殖したプラークは、歯肉に炎症を起こします。これが歯周病のはじまりです。

母親の愛情表現も感染症の要因のひとつ？

生まれたばかりの赤ちゃんは菌を保有していませんし、虫歯や歯周病とは無縁です。しかし、母親の愛情表現のキスや食器の共有などによって菌が移り虫歯や歯周病の要因となります。乳歯が生えそろう3歳ころまで虫歯菌などの感染を防ぐことができれば、それ以降は口の中の常在菌が守ってくれるようになり、虫歯になりにくい体質をつくることができるといいます。できる範囲で、赤ちゃんに菌を移さないように、ご両親はもとより家族の方は虫歯の治療や予防に心がけてください。

犬などペットとの相互感染にも要注意！

また、最近注目されているのが、ペットからの感染です。歯周病は、人間だけでなく動物にも発生する病気といわれています。とくに、ペットとして私たちの身近にいる犬や猫は、人間と同じく高齢化が進み、歯周病の発症率が高まっています。

ある調査では8割近くの犬に、プラークや歯石沈着などの歯周病予備軍といえる症状がみられたといいます。動物は、ブラッシングが難しく、痛みや違和感を自分で訴えることができないうえに、人間に比べてプラークが歯石化するスピードが早く、重症化しやすい傾向があります。調査でも、1歳の時点で約6割の犬に歯周病予備軍の症状がみられたといいます。人と犬、両方の歯周病の原因となる細菌として、ポルフィロモナスが知られています。

人間の口内ではP.g菌といわれるポルフィロモナス・ジンジバリス（第3章参照）、犬の口内ではポルフィロモナス・グラエ菌（以下グラエ菌）が歯周病のおもな原因となっているといわれます。近年の研究では、約70％の犬がグラエ菌を保有しており、これらの犬の飼い主の16％の口内から同じグラエ菌がみつかったという報告もあり、人間と犬が互いに歯周病を移し合っている可能性が指摘されています。人が食べていたものをペットに与えたり、犬が飼い主の口をなめたりするスキンシップが、感染ルートになっているのではないかというのです。かわいいペットとの触れ合いは癒しのひとつですが、キスや口移しなどの不適切なコミュニケーションは避け、触れ合ったあとには手を洗う習慣をつけましょう。

ペットの口内を清潔にして歯周病予防をすることは、ペットの健康を守るだけでなく、人体への悪影響を予防することにつながります。

歯周病は生活習慣病のひとつ

歯周病には、噛み合わせや歯の形態、義歯を含めた歯科治療の有無の状態などいくつもの要因があり、歯周病を進行させる因子となります（図2）。

これらの因子が重なるほど歯周病リスクが高まると考えられ、日々の生活習慣が要因となることから、歯周病は「生活習慣病」のひとつに数えられています。

歯周病の因子には自分でコントロールできることも多いので、歯磨きや歯ぐきのマッサージなどの口腔ケアや定期検診などを欠かさないようにすることが大切です。

図2■歯周病を悪化させるおもな要因

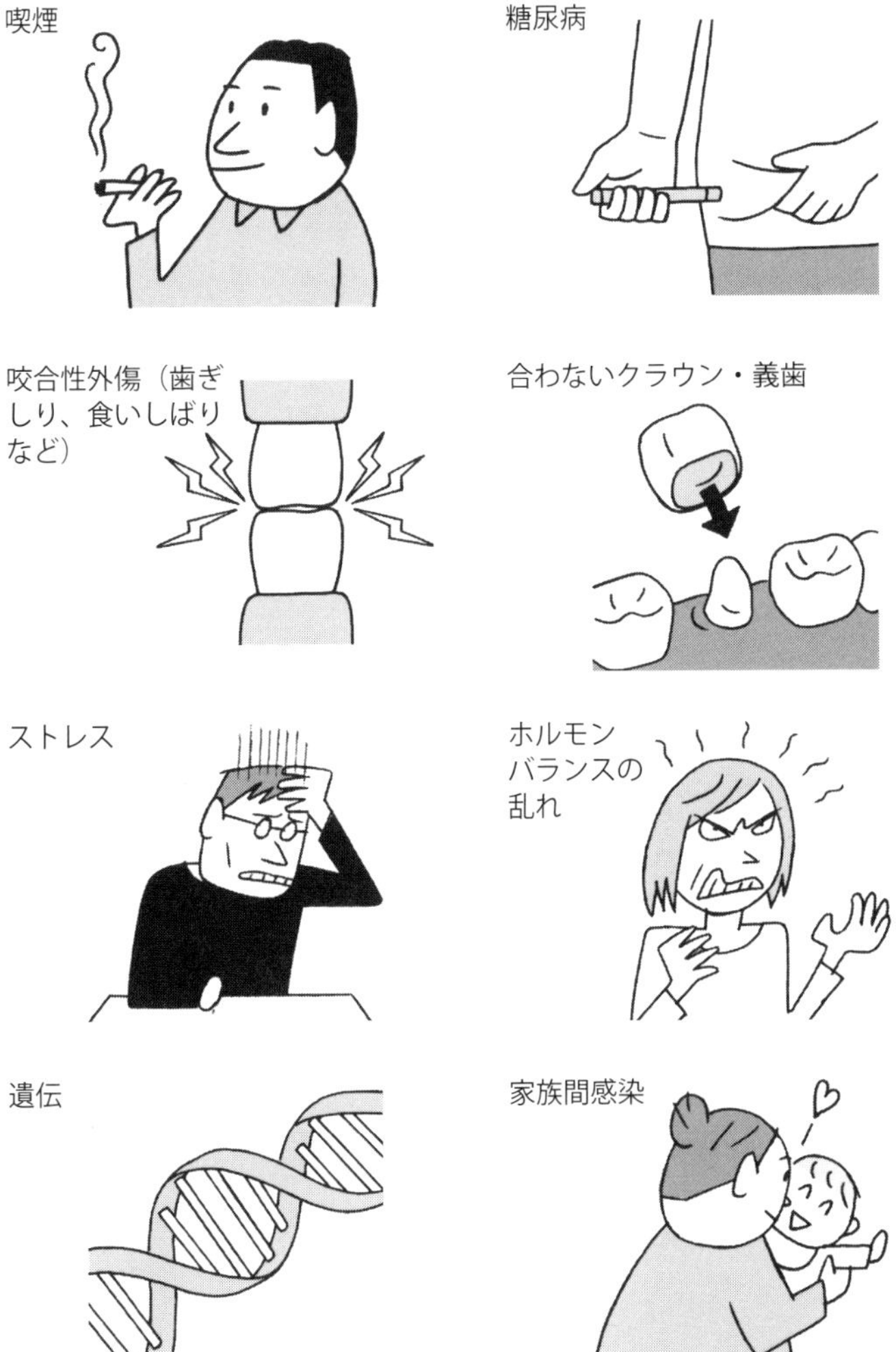

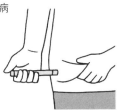

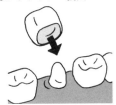

歯周病の発症から歯が抜け落ちるまで！

口内でできたばかりのプラークは、レンサ球菌などの善玉菌も多く、粘りもありません。しかし、プラークができて3日以上経つと、悪玉菌が増えて病原性を現すようになります。さらに、プラークが歯についたまま2週間以上経つと、唾液などに含まれるリンやカルシウムを吸収して石灰化し、セルフケアでは除去できない歯石となってしまうのです。

口腔ケアが行き届かずにプラークが歯と歯ぐきの境目（歯肉溝）にたまると、プラークがバリアとなって酸素を通さないため、中は酸素のない状態となります。

すると、歯周病の原因となる酸素を嫌う嫌気性の細菌が活性化して、これらの菌が出す毒素や酵素によって粘膜が炎症を起こします。好気性菌の中にも病原性のある菌はありますが、嫌気性菌がつくり出す毒素や酵素は好気性菌のものより強力なため、嫌気性菌が増えることで炎症が加速します。

とくに、炎症が進んで歯ぐきに潰瘍ができ、血が出るようになると、〝極悪ご三家〟のひとつ、P.g菌（ポルフィロモナス・ジンジバリス・81ページ参照）が血液をエサにして、数百倍から数万倍にまで一気に増加します。これにより、歯ぐきの周辺が赤くなったり腫れたりしますが、初期の段階では痛みもなく、自覚症状はほとんどありません。

発症までに長い時間がかかり、痛みなどがないまま徐々に進行していく――。これが、歯周病が〝サイレントディジーズ（沈黙の病）〟と呼ばれる所以であり、やっかいなところです。

炎症物質「サイトカイン」が全身疾患の要因

歯周病は「歯周ポケット」と呼ばれる歯肉溝の隙間から、菌の一部が歯ぐきの組織内へと侵入します。もちろん、私たちのからだにはこうした〝異物〟の侵入に対する免疫機能があり、マクロファージなどの免疫細胞が集まってきて、侵入した細菌や毒素を取り込んで排除しようとします。

病原菌を感知すると好中球やマクロファージが病原菌の侵入を予防するために「炎症サイトカイン」と呼ばれるタンパク質が産生され、異物である菌を除去します。

しかし、このサイトカインが過剰に産生されると歯周組織中の骨を溶かす細胞が活動を高めて、歯周炎の主たる症状である歯槽骨吸収が誘導され、歯槽骨を破壊していきます。

図3■歯周病菌がからだに害をするメカニズム

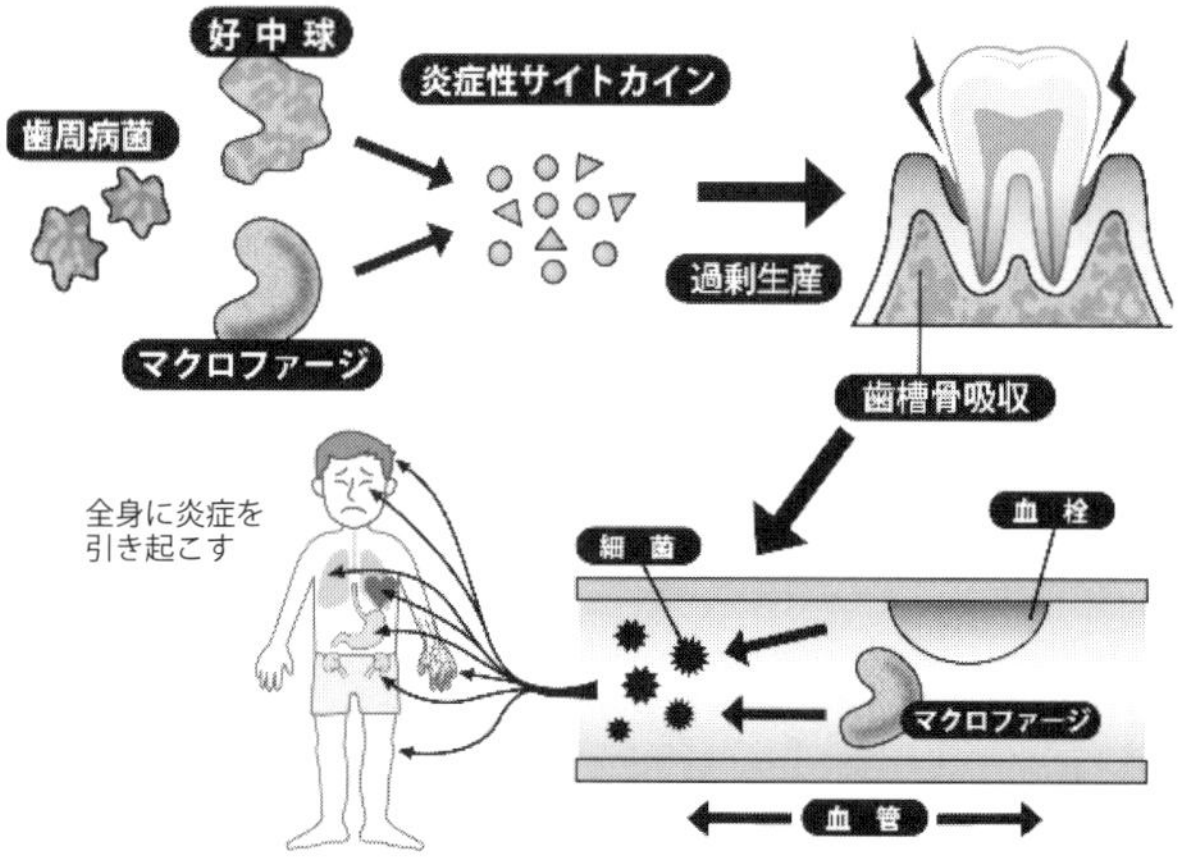

歯周病で歯が抜け落ちる寸前になるのはこのためです。このサイトカインと歯周病菌が毛細血管からからだ中にまわり、後に毒性を発揮して全身にさまざまな悪影響を与えるのです（図3）。

本来は、細胞に酸素や栄養を届ける毛細血管ですが、つなぎ合わせた長さが地球2周半分の約10万キロメートルに及ぶ長さで全身至るところに行き渡っているために、さまざまな影響がからだの各部位でみられるのです、

歯肉にも、全体的に毛細血管が張り巡らされており、毛細血管の太さは、10マイクロメートル（1マイクロメートルは1000分の1ミリメートル）以下で、髪の毛の約10分の1の太さが健康的な毛細血管とされています。

図4■歯肉の毛細血管の比較

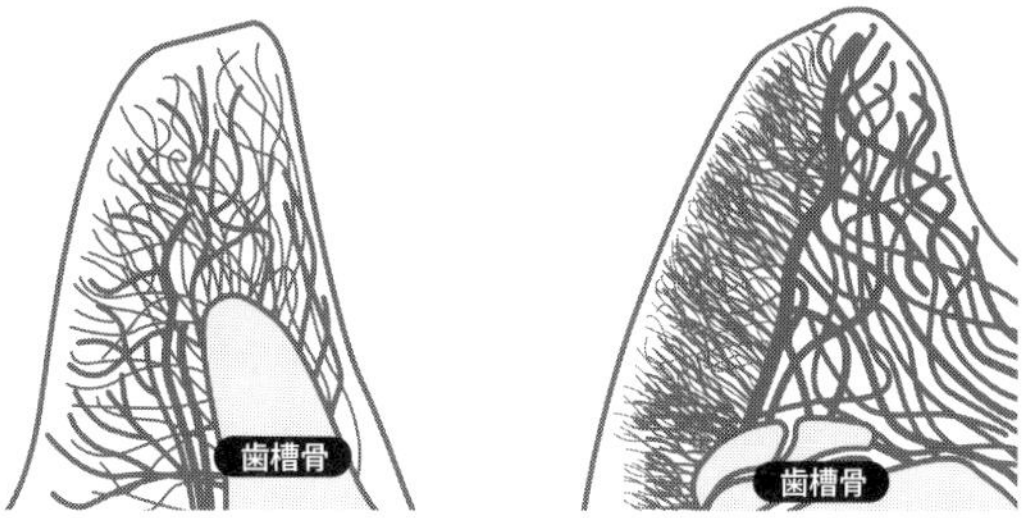

正常な場合　　炎症がある場合

毛細血管網は組織によって特徴があり、歯肉の毛細血管は細動脈（20〜40マイクロメートルの太さ）から枝分かれしてアーチ状を形成しています。一方炎症がある歯肉の毛細血管は拡張しているのが観察されます（図4）。

拡張した毛細血管は血管の細胞間に隙間が生じて、血管壁の透過性が亢進《こうしん》して、浸出液や血液が漏《も》れやすい状態になります。腫れて炎症のある歯肉が容易に出血するのは、毛細血管が弱くなっている証《あかし》であると考えられています。この出血による血液成分の鉄成分が歯周病菌を活性化し、症状を悪化させるといわれています。

図 5 ■歯周ポケットの測定と進行度

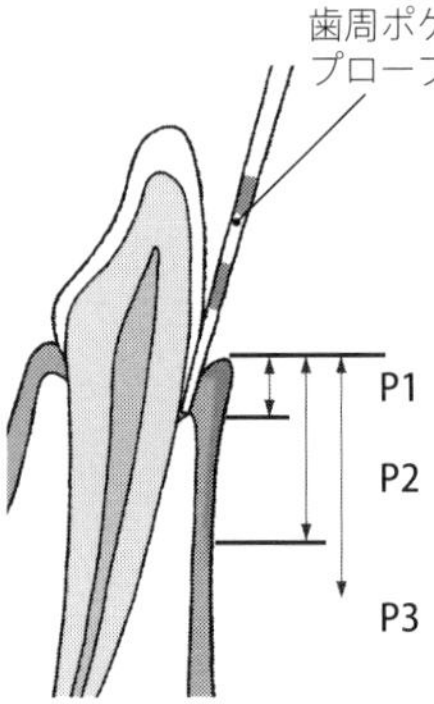

	P1（軽度）	P2（中等度）	P3（重度）
歯周ポケット	3～4mm未満	4～6mm未満	6mm以上
特徴	根分岐部に病変なし	根分岐部に軽度の病変	根分岐部に重度の病変

歯周組織の検査と進行度

歯周病は、歯の状態をみただけで進行具合がわかるわけでもありません。ブラッシング状態からプラークの付着状況、エックス線写真によって歯を支える骨の状態を調べるレントゲン検査などをおこない治療方針を決めますが、まずは歯周ポケットといわれる部分の深さを測り、歯肉の腫れ、出血の有無などをチェックします。一般的に歯周ポケットは深くなるほど歯周病の症状が進んでいると考えられ、歯肉の入り口からメモリの付いたプローブ（探針）を差し込み、歯肉の入り口から隙間の底の部分までの距離を測定して重症度の判定をします（図5）。

図6 ■歯周病の進行と病期

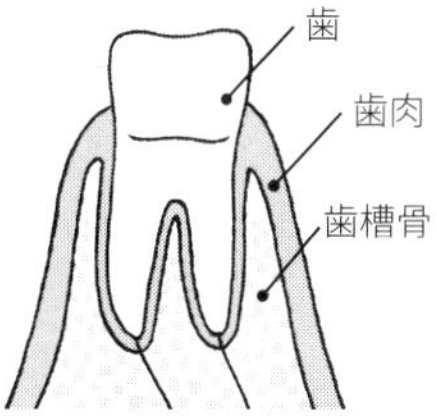

健康な歯肉
歯は歯周組織によりしっかりと保持されている。

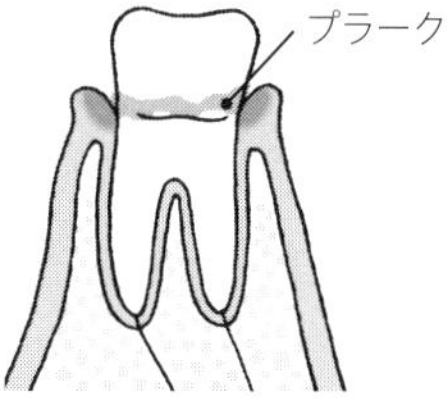

Ⅰ期　歯肉炎
歯ぐきに炎症が起こり、赤く腫れるものの、見た目にはわかりにくい状態。自覚症状もなくブラッシングで出血することもあるが、毎日の歯磨きや生活習慣の改善といったセルフケアで回復可能。

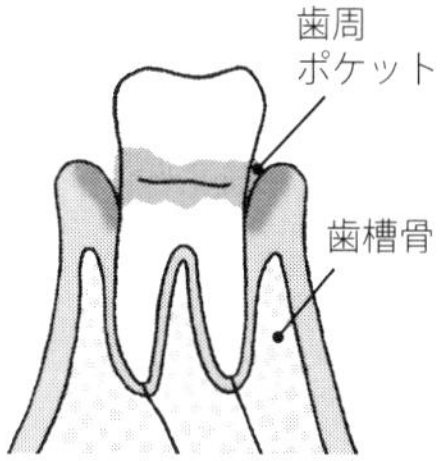

Ⅱ期　歯周炎（軽度）
歯ぐきが腫れて弾力がなくなり、出血も頻繁になる。歯の表面に小さな歯石がこびりついて、骨（歯槽骨）が溶け始め、指で押すと歯ぐきが浮いたような感触。歯科医院で、歯石取りなどの処置をおこなう。

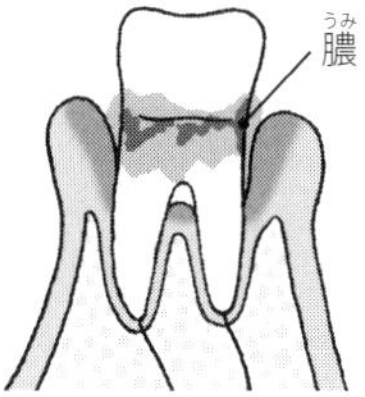

Ⅲ期　歯周炎（中度）
歯ぐきはぶよぶよした赤紫色になり、出血量が増える。膿も出て、口臭が強くなり、冷たいものがしみるなどの症状も。骨の破壊が進み、歯ぐきが下がってかたいものが噛みづらくなる。歯や歯根からSRP（スケーリング・ルートプレーニング）によるプラークと歯石の除去をおこなう。

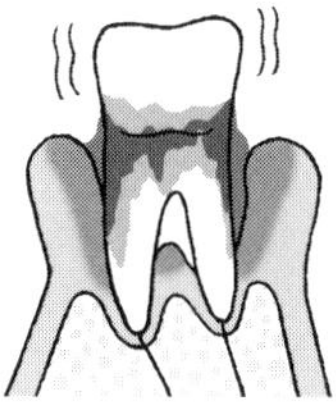

Ⅳ期　歯周炎（重度）
歯が抜け落ちる寸前の状態で、歯ぐきは紫色に変色し、歯槽骨がほとんどなくなって、歯が長くなったようにみえる。歯石が蔓延した歯は、舌で触っただけでざらつき、冷たいものも熱いものもしみるようになる。歯科医院での検査・処置が必須。

プラークコントロールで歯周病を予防する

歯周病は歯を失う原因となる一方で、口腔ケアをきちんとおこなうことによってコントロールできる病気でもあります。

プラークコントロールとは、その名のとおり、歯や歯ぐきの表面にたまって歯周病や虫歯の原因となっているプラーク（歯垢）をできるだけ取り除き、歯への付着を防ぎ、増殖を抑制・管理することです。プラークコントロールの基本となるのは、自分自身でおこなう毎日の歯磨きです。

歯周病や虫歯の予防のためには、プラークを完全に除去してゼロにできればよいのですが、それは不可能です。そこで、できるだけプラークを減らし、からだに悪影響を及ぼさない程度にコントロールしておくことが必要になるのです。細菌が悪さをして、歯周病や虫歯を発生するかどうかは、細菌の量とからだの抵抗力（免疫力）のバランスによります。もちろん、細菌が少なく免疫力が強いことが理想ですが、細菌が少なくても免疫力が落ちていれば細菌に負けてしまいますし、多少細菌が増えても免疫力が強ければ細菌を打ち負かすことができます。免疫力を高めることは難しくても、細菌を減らすことは簡単です。毎日の歯磨きの方法や習慣を少し変えるだけでよいからです。ただし、毎日丁寧に歯磨きをしていても、歯磨きだけで取れるプラークは6割程度といわれます。デンタルフロスや歯間ブラシを使えば、プラークの除去率は2割以上アップしますから、歯磨きの精度を上げるためにも、こうした補助道具の活用をおすすめします。

毎日の正しいブラッシングで歯ぐきがよみがえる！

毎日のプラークコントロール、すなわち歯磨きで大切なことは、歯周ポケットに潜むプラークを除去することです。口の中に残った食べかすは、食後30～40分ほどで菌の塊となり、徐々に粘着性が出てかたくなります。そのため、これらをブラッシングで取り除く必要があります。歯ブラシは、歯や歯ぐきを痛めないよう、鉛筆を持つような「ペングリップ」で軽く握ると、余分な力が入りません。磨くときは、力を入れすぎないよう、歯ブラシの毛先が変形しない程度に軽く小刻みに動かします（図7）。

図 7 ■正しいブラッシング方法

歯ブラシの持ち方

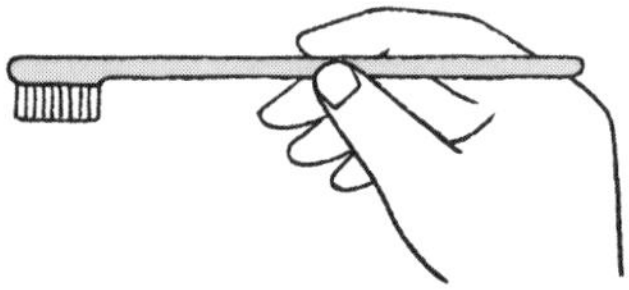

鉛筆を持つように軽く握る（ペングリップ）と歯や歯ぐきを傷めない。

歯ブラシの動かし方

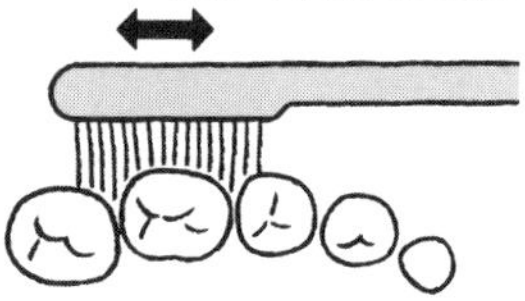

力を入れ過ぎて歯ブラシの毛先が変形しない程度にブラッシングする。 1ヵ所につき 10 ～ 20 回以上、歯並びに合わせて磨く。

各部の磨き方

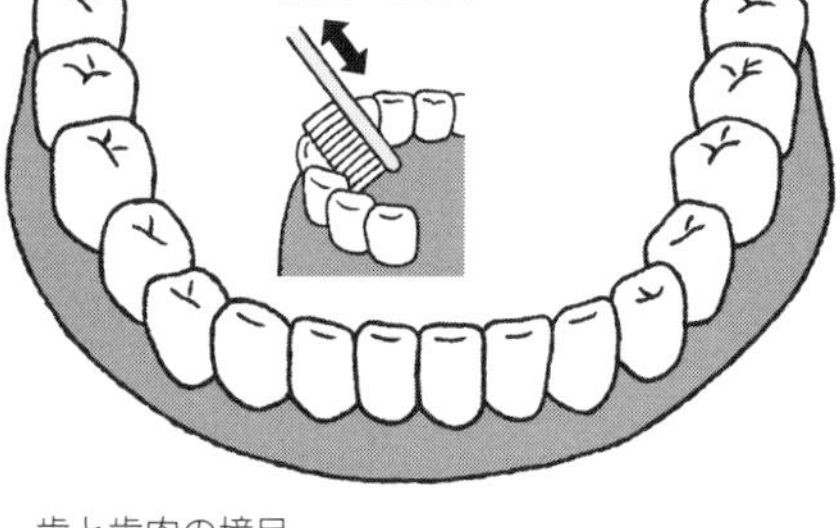

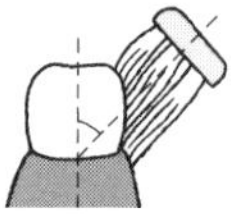

歯と歯肉の境目
歯に対して 45 度
に曲げる「バス法」

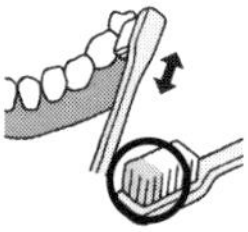

一番奥の歯は
歯ブラシの
つま先を使う

歯周病がある人や歯周病予防には歯と歯ぐきの間を磨きたいのでバス法（上図参照）がよい。一番奥の歯は磨きにくくプラークが残りやすいため、歯ブラシのつま先を斜めに入れて、歯の横からも磨くように。「奥歯の噛み合わせの面」「歯と歯肉の境目」「前歯の裏側」など、プラークがつきやすいところは、意識して磨くこと。

デンタルフロスの使い方

　歯間スペースは歯の表面の約30%を占めます。ここをブラッシングできないということは、多くの危険にさらされます。そこで、デンタルフロスや歯間ブラシを使うと効果的です。デンタルフロスは、ハンドル付きが使いやすく、歯ぐきを傷つけないように、左右の歯の表面に沿ってあたるように数回動かします。どちらかというと歯の隙間の狭い部分に使用します。

　歯間ブラシは隙間が広い場合に使用し、歯肉を傷つけないようにゆっくりと歯間に挿入し、歯と歯ぐきの境目にブラシをあてて前後にゆっくりと数回動かします（図8）。歯の隙間は人によって違うため、隙間にあった大きさの歯間ブラシを選ぶようにしましょう。ブラシを挿入したときに、「きつめ」よりも「ゆるめ」を選ぶのがポイントです。

　とくに、歯と歯の間は歯ブラシのあとにデンタルフロスを使うことでプラークの除去率が1.5倍になります。効率的な磨き方を希望する方は、歯科衛生士の「歯ブラシコーディネーター」などに相談することをおすすめします。

図 8 ■デンタルフロスの使い方

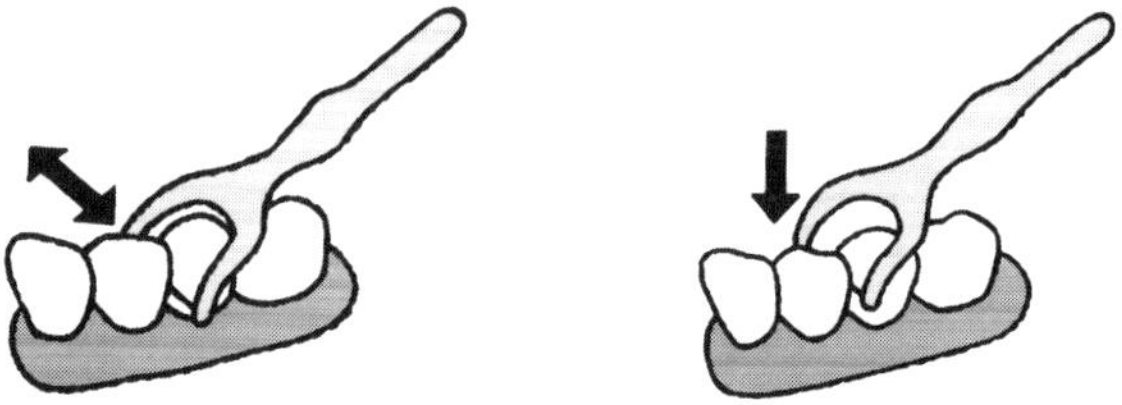

歯と歯の間にデンタルフロスをあて、ゆっくり横に動かしながら、挿入する。中まで入ったら、上下に動かし歯垢を落とす。隣り合った両面の歯をこすること。

著者がおすすめのオーラルケア用品

マウスウォッシュ

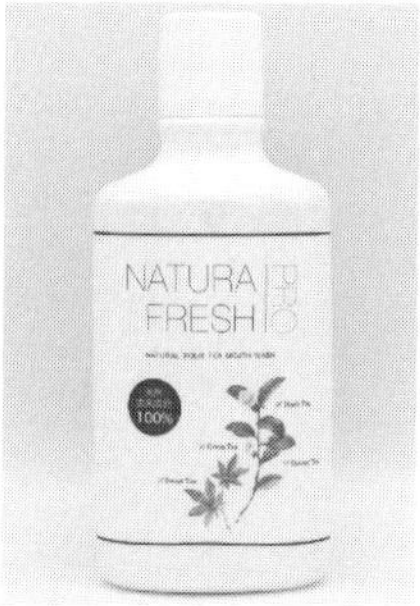

NATURA FRESH/PRO
お茶のカテキン成分配合の 100%天然由来のマウスウォッシュ、口臭予防と口中浄化に。

歯ブラシ

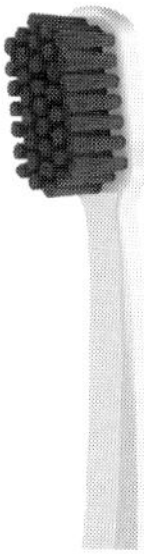

CURAPROXCS5460
0.1mm の超極細網（CUREN）が 5460 本詰まり、歯の隙間や段差を効果的に磨く歯ブラシ。

歯間ブラシ

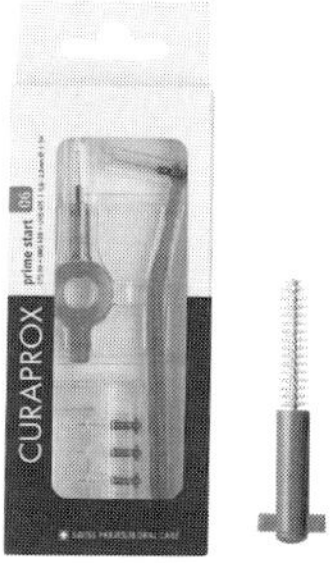

CURAPROX・CPS プライムスタート 06
やわらかい毛が歯と歯の間の汚れまで到達、引き戻すときに汚れをかき出す。

セルフケアで取れない歯垢はクリーニングでスッキリ！

どんなに丁寧に歯磨きをしていても、磨きにくい場所ではプラークが蓄積し、バイオフィルムを形成してしまいます。このような汚れを歯科医や衛生士のクリーニングで取り除くことで、歯周病や虫歯を予防することはもちろん、口臭を防ぎ、コーヒー・紅茶・赤ワインなどによる着色や、タバコのヤニなどで黄ばんだ歯をきれいにすることができます。

歯科医院でおこなう歯のクリーニングは「ＰＭＴＣ」と呼ばれます。ＰＭＴＣとはProfessional Mechanical Tooth Cleaning の略で、歯科医師や歯科衛生士といった専門家が、専用の器具を用いておこなうプラークコントロールです。

クリーニングをおこなう際には、まず口腔内をチェックし、ＰＭＴＣ用の歯面清掃剤を使用して、ハンドスケーラーでエナメル質の歯面や歯周ポケットの浅い部分に付着したプラークや歯石を取ります。そして、超音波の振動によって狭いところについている歯石やプラークを取り除くことができる「超音波スケーラー」を使って磨きます（図９）。

歯の状態に合わせて研磨剤を使い分け、歯の表面や歯間部など、部位に応じた器具を使用して磨き、歯の表面についた着色やヤニをきれいにして、歯の表面を滑らかにします。

図 9 ■歯石を除去するスケーラー

超音波スケーラーとは非常に短い超音波の波動を機械的微振動に換えて、歯石を崩すように剥がしていく歯科医療用機器。

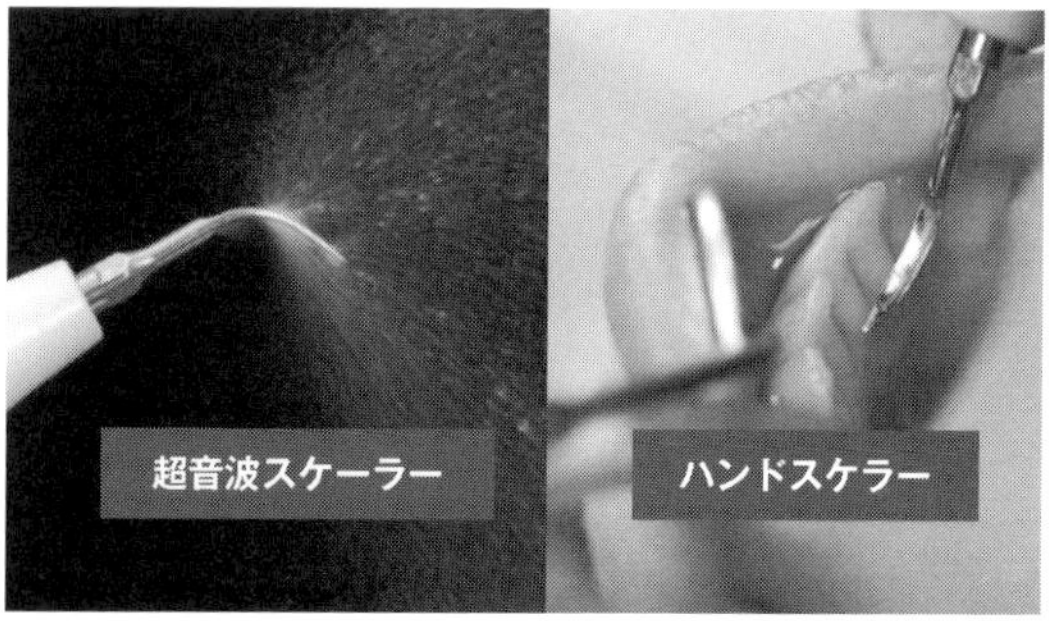

PMTC（Professional Mechanical Tooth Cleaning）

予防歯科プログラムのこと。歯科衛生士が特別の機器（写真参照）を用いて汚れを落とす。予防と同時に、歯の見た目も美しくする効果がある。部位によって種類が異なる。

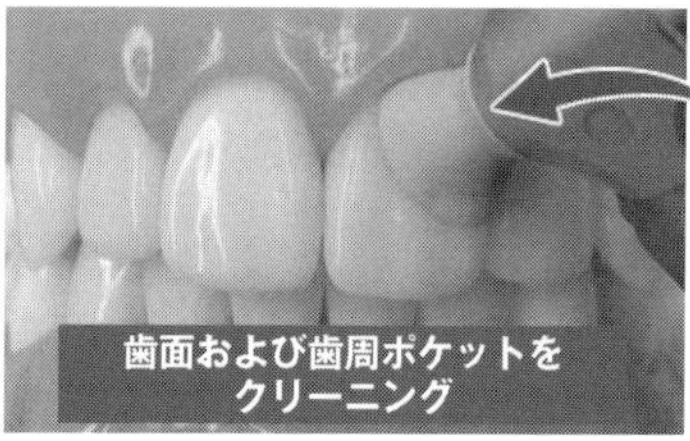

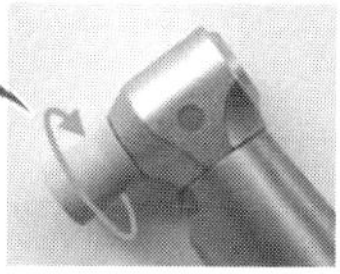

カップタイプ

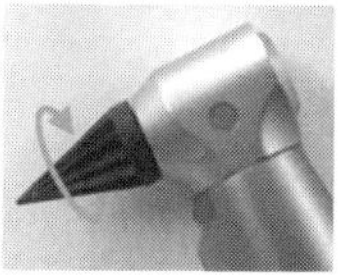

コーンタイプ

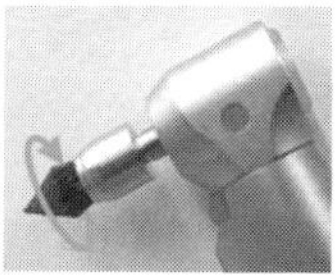

ブラシタイプ

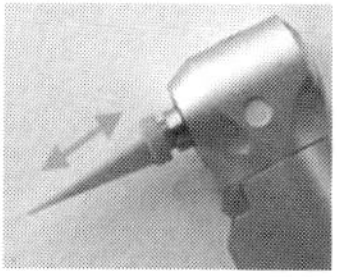

エバチップ

実は、歯石は歯の表面に密着しているのではなく、歯の表面を〝溶かして〟ついています。そのため、歯石を取った歯の表面はきれいな平面ではなく、よく見るとデコボコしています。

そのままにしておけばデコボコになった部分に再びプラークが溜まり、歯石になってしまうため、それをきれいにしなければなりません。ＰＭＴＣを定期的におこなうことで、歯の表面がつるつるになって汚れがつきにくい状態になり、口内のトラブルを防ぐことができます。

仕上げには、歯を強化するフッ素を塗布し、家庭でのブラッシング指導などのアドバイスをおこないます。歯科医院によっては、歯ぐきのマッサージなどをおこなうところもあります。

ＰＭＴＣは3～4ヵ月に1回の間隔でおこなうのが一般的ですが、歯の状態や着色の程度、唾液の量、生活習慣などによって頻度も変わります。歯科医院で相談して、自分に合った頻度でおこないましょう。

歯を失ったときの〝第3の治療法〟インプラント

歯周病によって失った組織を再生する方法があります。「リグロス」や「エムエゲイン」といった歯周組織再生剤を使用する方法や骨移植材料で歯周病による骨欠損部位に応用することで、骨成長を促すなどの「歯周組織再生療法」が施されます。

また、歯周病で、歯を失うことで「噛めない」「しゃべりにくい」「見た目が悪い」などの不具合が起きるため、これらをカバーするためにも治療をおこないます。これまでは取り外し可能な入れ歯（義歯）や、失った歯の両隣の歯を削って人工歯をかぶせるブリッジが一般的でしたが、最近では第3の治療法としてインプラントを選ぶ人も増えています。

インプラントとは体内に埋め込む医療機器や部品の総称で、実は心臓のペースメーカーや人工関節、シリコンなどはすべて「インプラント」です。歯が抜けた場合に顎骨に埋め込む人工歯根もインプラントのひとつで、正確には「歯科インプラント（デンタルインプラント）」といいますが、一般的に歯科インプラントのことを「インプラント」と呼んでいます。

図8■インプラントと天然の歯

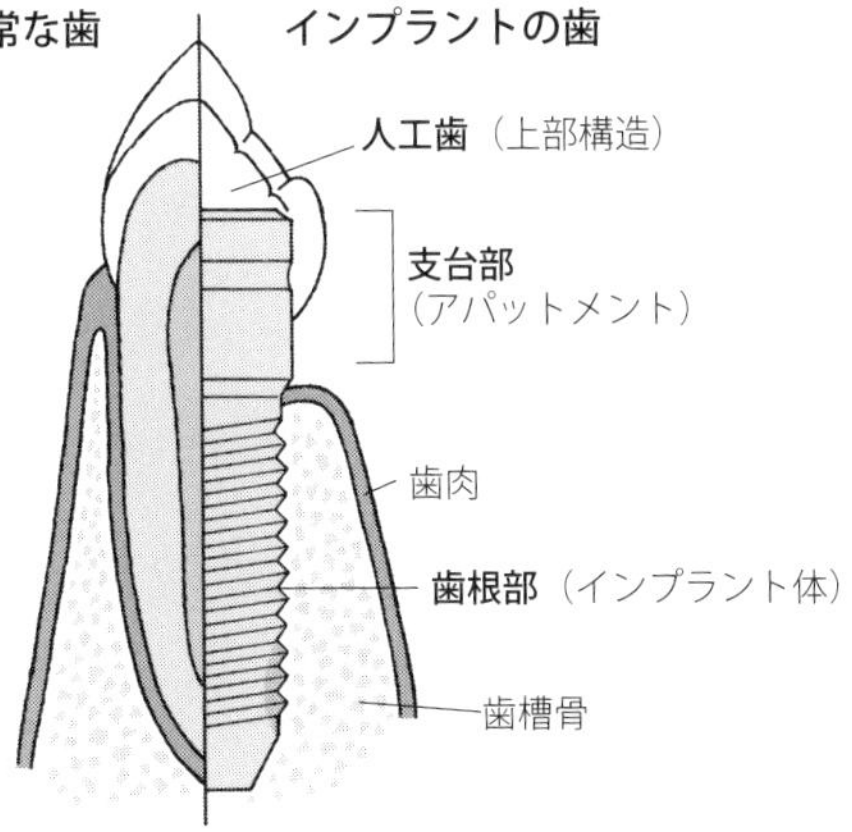
正常な歯
インプラントの基本構造
基本的に顎骨の中に埋め込まれる歯根部、インプラント体の上に取り付ける支台部、歯の部分に相当する人工歯の3つのパーツで構成されている。

インプラントの歴史はローマ時代から

インプラントというと新しい技術のように思われがちですが、紀元前3世紀のローマ時代の遺跡から、上あごに鉄製のインプラントが埋まっている人骨が見つかっていたり、インカ文明のミイラからサファイアの歯根が発見されるなど、非常に長い歴史があります。

その後も時代とともにさまざまな素材を用いたインプラント治療が試みられてきましたが、いずれも長続きするものではありませんでした。

現代のような治療法として確立されたのは、1952年（昭和27）年にチタンを骨の中に埋めると骨と結合することが発見されたことがきっかけです。1965（昭和40）には、ネジのようなスクリュータイプのチタン製のインプラントの臨床応用が開始され、骨と結合するインプラントの登場によって臨床成績は著しく向上しました。1980年代には世界中で使用が広まり、日本でも、1983（昭和58）年に治療が開始されています。

金属を使わない「メタルフリー治療」とは？

虫歯などの歯科治療の修復治療には100年以上前から虫歯を削った穴には金属が詰められ、現在も多くの金属が治療用として口腔内に使用されています。

近年、アレルギー症状を持つ患者が増えていますが、原因は、環境ホルモンや食品添加物ともいわれ、多様化しています。

こうした、アレルギーの中でも金属アレルギーに悩んでいる方の多くは、時計やネックレスなどのアクセサリーに注意していますが、口腔内の金属にはあまり気をかけていない方が多いいようです。金属アレルギーは遅延型アレルギーであり、食品アレルギーや花粉症などの即時アレルギーとは異なり、アレルギー反応は時間をおいて起こります。

また金属アレルギーは水分などに触れることで金属がイオン化し、溶け出すことで、体内に取り込まれアレルギー反応を示します。たとえば、アクセサリーなどは汗に触れる部位にアレルギー反応を示すのであり、金属そのものに手で触るだけではアレルギー反応は起こしません。

一方、口腔内は24時間365日、冷たいものから熱いものまでさまざまなものにさらされる過酷な環境にあり、金属の種類によって程度は異なりますが、イオン化されやすい環境です。イオン化された金属は全身を巡りさまざまな部位で炎症反応を引き起こします。一般的には知られていませんが、口腔内の金属が原因のアレルギー反応は口腔内で起こることは少なく、手や足先、頭など遠隔部位に炎症を引き起こすのです。

数十年前まではアマルガムという金属も使われていました。アマルガムには水銀が半分ほど含まれており、人体にとって毒性が高く、神経毒といわれていました。水俣病を始めとする病気も水銀が原因です。ひょっとすると、読者の方の口腔内にはまだアマルガムが入っているかもしれません。アマルガムは柔らかい金属で、長い間噛むことで削れ、体内に水銀が取り込まれます。熱いものに触れるとアマルガムは揮発するともいわれています。取り込まれた水銀が原因で不定愁訴が起こりうる可能性があります。

アマルガムほど毒性は高くないにしても口腔内の銀歯もからだに有害となりうるのです。

現在のインプラントはチタン製のものが多く、チタンは最も生体親和性が優れているといわれていました。しかし最近の研究でチタンインプラントの表面にできる酸化チタンも生体内に炎症を引き起こし、さまざまな病気を引き起こすといわれ始めています。

しかし、技術は進歩し、注目を浴び始めたのは金属以外のセラミックや「ジルコニア」という材質で歯の修復ができるようになってきました。ジルコニアは人工ダイヤモンドで、セラミック系素材の中でも圧倒的に丈夫で、白く天然の歯と見分けがつかないほど美しい素材です。筆者らは治療時にはこれらを使用する治療を推奨しています。世界では普及しているものの、日本は２００５年に薬事法の許可がおり、臨床応用が始まっていますが、ジルコニアインプラント治療（自費治療）をおこなっている医院はまだ少ないのが現状です。

一度口の中を鏡で見ていただきたい。口腔内の腐食傾向にある金属は健康のため外し、金属以外に置き換えるべきであると考えます。安全な除去と治療（歯科デトックス）をおこないましょう。

◆メタルフリー治療に関する問合せ　チャーミー歯科春日部
☎ 048-752-5606　https://charmy-shika-kasukabe.com/

軽度高気圧濃縮酸素がインプラント体の定着率をアップ！

インプラントの術式には、手術を1回だけおこなう「1回法」と、2回に分けておこなう「2回法」があります。

骨の量が十分にあり、かたい場合は1回法でおこないますが、骨量が少なく、骨がやわらかかったり骨移植が必要だったりする場合は2回法が用いられます。

1回法は、麻酔をしたあとにインプラント体を埋める部位の歯ぐきを切開して骨を露出させ、ドリルで穴を開けてワンピースインプラントを埋め込みます。

2回法は、1回法と同じようにインプラント体を埋め込んだあと、上部の穴にカバーをつけ、切開した歯ぐきを縫い合わせ、インプラント体と骨が結合するまで上顎でおよそ4～6ヵ月、下顎で2～3ヵ月ほど待ちます。そして、インプラント体と顎の骨がしっかり結合したことを確認したあと、2次手術をおこないます。

このように、インプラント手術にはさまざまな選択肢があります。

1回法は手術が1回ですむため患者への負担が少なく、治療期間も短いというメリットがある反面、細菌感染のリスクが高くなります。

それに対し、2回法は患者の負担が大きく時間もかかりますが、細菌感染のリスクが低く、さまざまなケースに対応できるというメリットがあります。それぞれの口内状態に合わせた術式を選ぶことが大切です。

歯周組織の再生療法やインプラント手術、メタルフリー治療などいずれの場合も、軽度高気圧濃縮酸素環境（第3章参照）をつくる酸素ルームを併用することで、傷の治りが早く、インプラント体の定着率も向上すると考えられています。

軽度高気圧濃縮酸素が血液中の酸素を増やし、血流をよくすることがその原因と思われます。実際私が治療をする歯科医院でも、酸素ルームを導入してさまざまな効果があることを実感しています。

今後さらに研究が進み、軽度高気圧濃縮酸素環境の効果が広く一般にも知られ、多くの歯科医院にも活用されることを期待します。

※軽度高気圧濃縮酸素と軽度高気圧酸素は同じもので、本書では2通りの表現を使っています。

コラム①

歯ぐきのツボマッサージで口内の不調を取り除く

歯周病の予防・改善には、ブラッシングとともに歯ぐきのツボマッサージが効果的です。

歯ぐきにも耳や足の裏のように全身につながるツボがあります。その数は40以上といわれ、毛細血管が多く、粘膜をじかに刺激できる口内は、ツボマッサージによる血流改善効果が現れやすい場所とされています。

さらに、ツボを刺激することで唾液も出やすくなり、歯ぐきの腫れや口臭予防のためにも効果的です。歯周病の予防改善はもとより、リラックス効果もあるので、就寝前の歯磨きに、歯ぐきのツボマッサージを加えてみるとよいでしょう。

ただし、やさしくマッサージしても歯ぐきからすぐに出血してしまう場合は、すでに歯周病にかかっている可能性がありますので、早めに歯科医にかかることをおすすめします。（歯ぐきのツボとマッサージの方法は次ページを参照）。

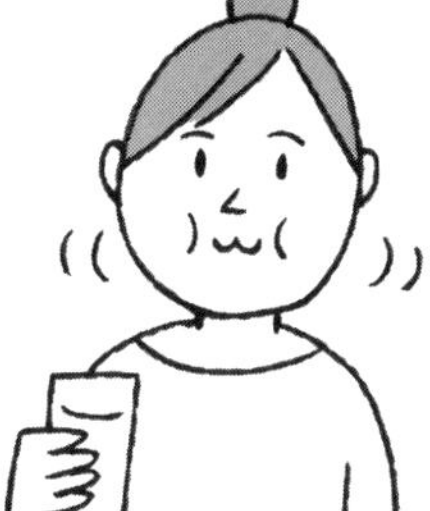

マッサージ終了後は、しっかりと口をゆすぎます。マッサージジェルを使用した場合はゆすがなくても大丈夫です。

コラム②

歯ぐきのマッサージ方法

①マッサージを始める前に歯磨きと手洗いをします。さらに、洗浄液や緑茶で口をすすぐとウイルスや細菌の殺菌能力を高めます。マッサージジェルを使用すると一層リラックスの効果が期待できます。

②中指の腹の部分で、歯ぐきの表面に小さく円を描くようにマッサージします。歯と歯ぐきの間や、歯ぐきのつけ根の部分など、下図にあるツボを意識しながら、前歯から左右の奥に向かって進み、歯ぐき全体をマッサージしていきます。

③次に、中指と親指で歯ぐきの表裏を挟み込むように圧迫しながら、歯ぐき全体をゆっくりとなぞっていきます。

④仕上げに中指で頬の内側を伸ばし、頬の粘膜のマッサージをおこないます。ほうれい線が気になる人は、頬の両側からほうれい線を伸ばすようにマッサージすると、ほうれい線を薄くする効果も期待できます。

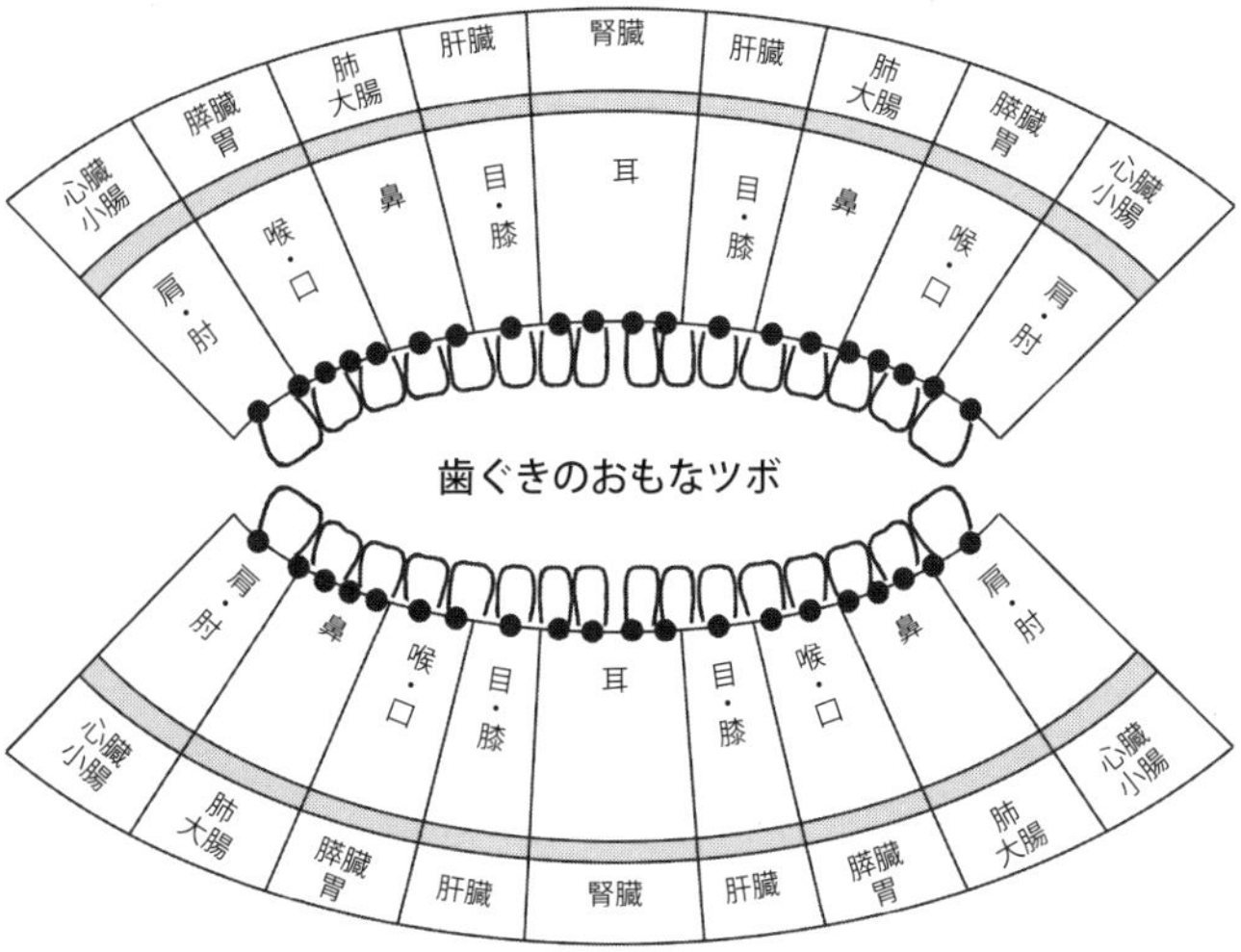

第3章

軽度高気圧酸素が歯周病菌を退治！

監修　藤野英己神戸大学教授

プラークは場所により菌の種類が変わる

歯周病の原因となるプラークは、歯ぐきより上の歯の表面につく「歯肉縁上プラーク」と、歯ぐきより下の歯周ポケット内につく「歯肉縁下プラーク」に分けられ、それぞれに棲みつく細菌の種類も異なります（図1）。

歯の見える部分につき、空気（酸素）に触れることの多い歯肉縁上プラークは、通性嫌気性グラム陽性レンサ球菌などを中心に、グラム陽性桿菌《かんきん》が共存して構成されます。

ちなみに、細菌には、酸素がなければ増殖できない「好気性」と、酸素がなくても増殖できる「嫌気性」があります。

嫌気性菌はさらに、酸素がある環境でも生育できる「通性嫌気性菌」と、大気レベルの濃度の酸素に曝露《ばくろ》すると死滅する「偏性嫌気性菌」に分かれます。

「グラム陽性」とは、グラム染色という色素で紫色に染まる（陽性）ものと染まらない（陰性）もの、「桿菌」は、細長い棒または円筒状の細菌のことを示し、名前で細菌のおおよその性質や形がわかるようになっています。

図1■縁上・縁下のプラーク

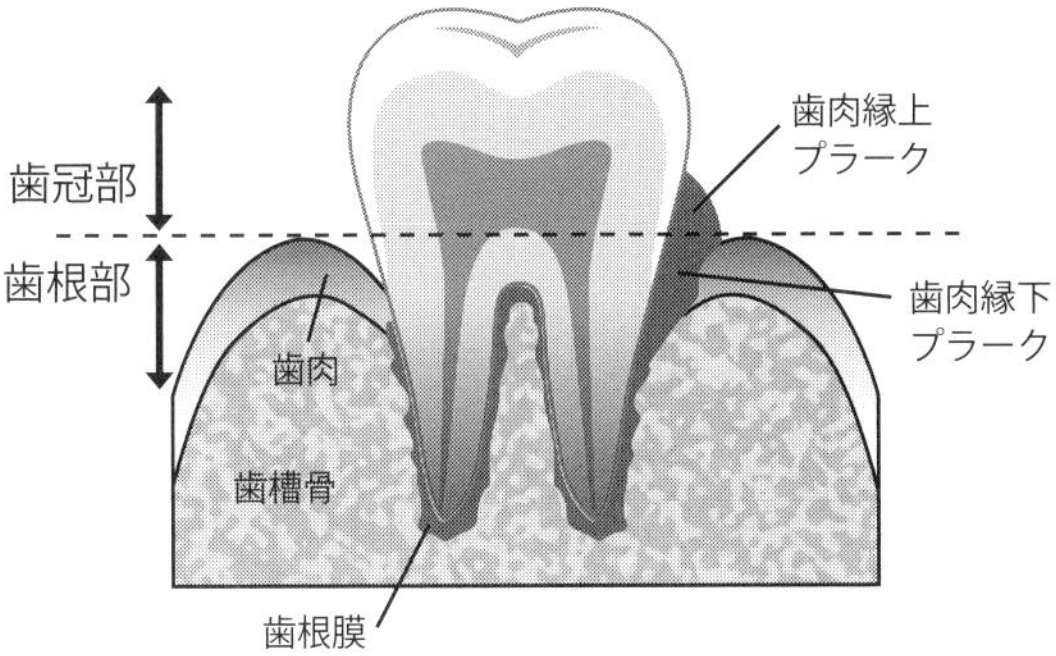

おもな細菌の種類

基本形態	おもな菌種
球菌 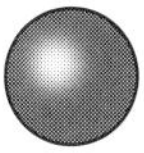	連鎖球菌、肺炎連鎖球菌、淋菌、髄膜炎菌
桿菌 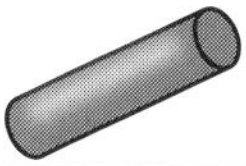	インフルエンザ菌、炭《たん》疽《そ》菌《きん》、ジフテリア菌
らせん菌 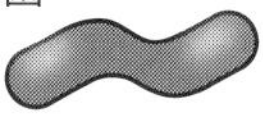	コレラ菌、ヘリコバクター・ピロリ菌

歯周病菌は酸素が苦手な「嫌気性菌」

歯周病や虫歯の原因としてすっかり悪者となったプラークですが、乳酸菌の一種であるレンサ球菌が中心となった初期のプラークには、外から侵入した細菌が口内で定着することを防ぐはたらきがあります。ただし、口腔ケアを怠ったり、取りきれずに残ったプラークを放っておけば、時間の経過とともに細菌の数や種類が増えて病原性が強まり、悪さをします。

こうして増えた歯肉縁上プラークが、歯と歯ぐきの境界（歯頸部）から歯肉溝へと侵入して歯肉縁下プラークとなります。

歯肉縁下プラークは、歯肉溝や歯周病によってできた歯周ポケットの中につくため確認が難しく、十分なケアができません。すると、歯周病菌の中でも酸素がほとんどない状態を好んで棲みつく菌（偏性嫌気性グラム陰性桿菌）が一気に増えて奥へ奥へと進み、炎症を起こして歯周病の原因となるのです。

歯周病菌の代表P.g菌って？

また、歯肉縁上プラークはそのまま黄白色もしくは灰白色の縁上歯石となりますが、縁下歯石は歯ぐきの炎症に伴う出血の血色素を吸収して、暗褐色となっているのが特徴です。

現在、歯周病に関連する細菌は数百種類あるとされていますが、その代表がポルフィロモナス・ジンジバリス菌（P.g菌）です。

この菌は病原性も弱く、本来は感染してもからだに害はありません。ところが口腔内が不潔になり、ミュータンス菌（虫歯菌）が歯に付着し始めると、P.g菌はより棲みやすい環境をつくるために、ほかの菌と一緒になっていっそう強固に歯に付着してきます。そして、糖やタンパク質をエサにして増え続け、一定量に達すると歯に接している歯ぐきに炎症が起こり、歯肉の内面に潰瘍《かいよう》ができて出血をするようになります。

するとその血を栄養としてP.g菌は一気に増えて骨を破壊し、歯周ポケットの奥へと侵攻します。こうしたことからも、歯周病を予防するためには、P.g菌に血液というエサを与えず、酸素のない環境をつくらないようにすることが重要です。

図 2 ■歯周病菌のピラミッド（レッドコンプレックス）

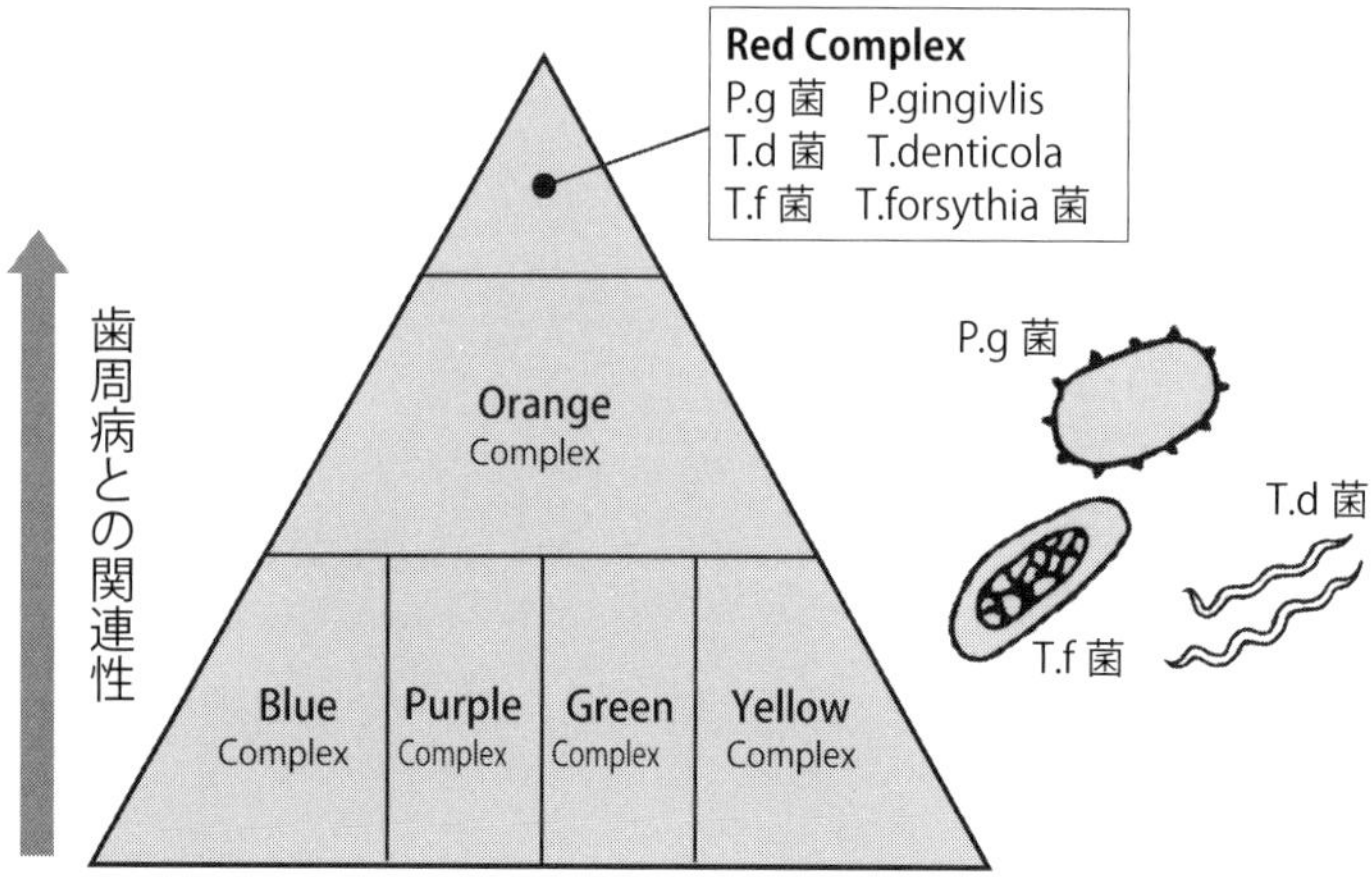

多くの歯周病の歯肉縁下細菌叢を病原性ごとに摸式化し、その中を6つのグループに色分けたしたのが歯周病菌のピラミッド図です（図2）。ピラミッドの上に近づくほど病原性が高く、頂上の赤色に属する菌種群を「レッドコンプレックス（Red Complex）」といいます。その下層はオレンジコンプレックス、最下層に、ブルー、パープル、グリーン、イエローコンプレックスが配置されています。

P.g菌をはじめT.d菌、T.f菌の3菌は頂上のレッドコンプレックスに属し、歯周病が進行している人のおよそ60〜70％から発見され、酸素のない環境を好む菌たちで、歯周病菌の〝極悪ご三家〟ともいわれます。

歯周病菌の極悪ご三家

ポルフィロモナス・ジンジバリス **（P.g 菌：Porphyromonas gingivalis**
グラム陰性嫌気性桿菌
強い付着力をもち、ほかの菌とともにバイオフィルムを形成する、歯周病の代表的な原因菌。ジンジパインと呼ばれるタンパク質分解酵素をはじめ、歯槽骨を溶かしたり、歯周組織の破壊する毒素を生み出します。

トレポネーマ・デンティコーラ **（T.d 菌：Treponema denticola）**
グラム陰性嫌気性紡錘状菌
歯周ポケットが深い重症の歯周病にみられる病原菌。歯肉の細胞の隙間から組織内に入り込み、さらには血管の中に侵入して免疫機能を抑制します。また、歯周ポケット内でのほかの病原菌の繁殖を促すはたらきもあります。

タンネレラ・フォーサイセンシス **（T.f 菌：Tannerella forsythia）**
グラム陰性嫌気性紡錘状菌
歯周ポケットの深部へいくほど多くなり、歯周病の活動期に増加します。タンパク質の分解酵素を産生し、P.g 菌と共生することで病原性を発揮します。

歯周病改善で注目される軽度高気圧酸素環境

酸素を嫌うP.g菌が原因となる歯周病の改善法のひとつとして最近注目されているのが、大気圧より高い気圧環境の中で酸素を吸入し、体内の酸素量を増やす「軽度高気圧酸素」の利用です。通常の治療に加えて、大気圧より高い気圧と酸素濃度を保った環境で1回1時間ほど過ごすことで、歯周病の改善や歯周組織再生療法における細胞の活性化、ボツリヌス療法による筋肉の緊張緩和、インプラントの定着率の向上などに有効とされています。

「軽度高気圧酸素」とは?

私たちはふだん、1気圧、20・9%の酸素濃度の環境の中で生活をしています。たとえば、登山などで高地に行くと、スナック菓子の袋が膨張してパンパンになっていることを経験することがあると思います。これは圧力が下がることで気体が膨張した結果、生じる現象になり、気体の密度が低下し、酸素濃度が薄くなります。

また、標高数千メートルの山に登ると、頭痛や吐き気、めまいなどの症状が出る高山病を起こすことがありますが、下山して気圧や酸素濃度が元に戻れば、症状は落ち着きます。このように、気圧と酸素濃度の間には、気圧が下がれば酸素濃度も下がり、気圧が上がれば酸素濃度も上がる、という関係があります。

気圧が低いと高山病になるように、気圧が高すぎても気圧外傷が生じて鼓膜の損傷や頭痛や胸痛、歯痛などを起こします。

からだに取り込んだ過剰な酸素は、「活性酸素」となって細胞を傷つけ、老化をはじめ心血管疾患やがんなどさまざまな疾患の要因となり、酸素濃度が高すぎると酸素中毒を起こすこともあります。

そのため、軽度高気圧酸素を安全に用いるためには、からだに害を及ぼさない気圧と酸素濃度であることが重要です。

これまでの研究の結果、安全で効果的な気圧は1・25〜1.3気圧、酸素濃度35〜40％という数値が導き出され、これを医療用の「高気圧酸素」と区別するため「軽度高気圧酸素」としています（京都大学石原昭彦教授の研究・図3参照）。

図3■気圧と酸素濃度の関係

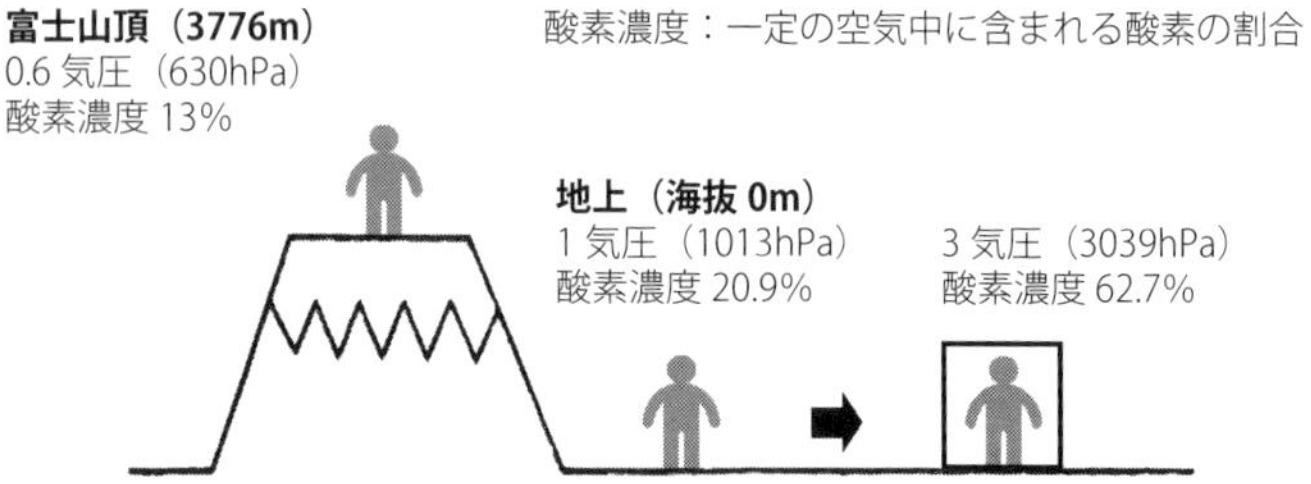

気圧の上昇・下降⇒酸素濃度の増大・減少
⇒体内の酸素量の増大・減少

軽度高気圧酸素とは

- **軽　度**：過度の高気圧、高濃度酸素を使用しない
- **高気圧**：1.25 〜 1.3 気圧、気圧が高すぎると気圧外傷が生じる
- **酸　素**：35 〜 40%、酸素濃度が高すぎると酸素中毒、活性酸素の過剰発生が生じる

軽度高気圧酸素の環境をつくるには、密閉した装置に流し込む空気と出る空気の量を調節して空気を流し込み、内部を1・25〜1.3気圧に維持します。酸素濃度は1気圧で20・9％なので1.3気圧ですと27・2％となりますが、十分な効果を得るには35〜40％の酸素濃度が必要です。そのため、「酸素濃縮器」という装置で高濃度の酸素を送り込み、1・25気圧で37・5％、1.3気圧で39％となるように調整します。酸素濃度は、気圧が上がっている間は気圧とともに上がりますが、気圧が一定になると時間とともにゆっくり上昇します。

　一方、必要以上に気圧を上げたり、高濃度の酸素を使うと副作用を生じる可能性があるため、注意が必要です。

図4■高気圧酸素環境に生きる超大型動物

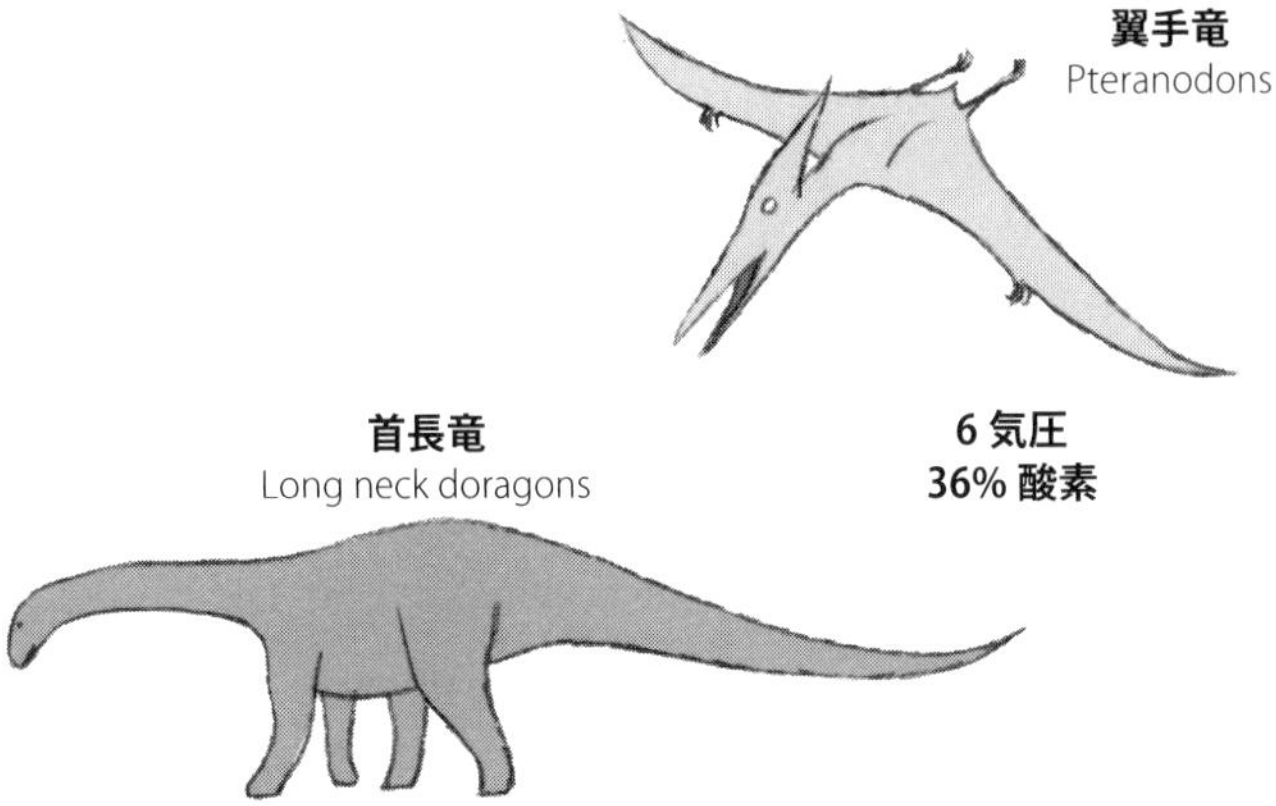

恐竜がいた時代の「高圧生物圏」を再現

実は、軽度高気圧酸素の環境は、巨大な恐竜が歩き回っていた時代、約1億年前の中生代ジュラ紀・白亜紀に似ているといわれます。

ジュラ紀以前の三畳紀には、空気中の酸素が約15%といわれる低濃度酸素の時代が続き、地球上の全生物の半分以上が絶滅したと考えられています。その中で生き残った恐竜が、空気中の酸素が増えるにしたがって巨大化していき、地上を闊歩《かっぽ》していたのです（図4）。

やがて恐竜が滅び、そののち人類が現れたころも、今よりも酸素濃度が高く、イタリアの鉱山で発見された人骨は、身長が3.5メートルもあったのではないかともいわれています。

たくさんの酸素を取り込んでいた恐竜たちが巨体を誇り、かつての人類が長身だったのとは反対に、エベレストの麓《ふもと》に住むシェルパたちが小柄で、太った人が少ないことなどからも、からだの大きさには大気中の酸素量が関係していると考えられています。

こうしたことを踏まえ、20世紀末にアメリカのカール・ボウ博士は、恐竜がいた時代の酸素濃度・気圧・磁気レベルなどを再現した「高圧生物圏」と呼ばれる空間をつくり、生物を育てて観察したところ、ショウジョウバエの寿命は3倍に伸び、5センチのピラニアは2年半で40センチに成長しました。

さらに、大量の酸素を取り込んだ結果、攻撃性を持つアメリカマムシの毒液の毒性が消えるなど、さまざまな変化がみられたのです。

この実験を受けて、NASAの中年男性3人の研究者に高圧生物圏内で1〜3ヵ月過ごしてもらったところ、実験を終えて出てきたときには白髪がなくなってシミやシワが消え、検査の結果、免疫力も上がっていたのです。ところが、このような効果があったにもかかわらず、残念なことに研究が続くことはありませんでした。

その理由は、閉鎖された高圧生物圏内における長期の滞在が、被験者に与えるストレスが大きかったことが理由と考えられています。

図5■酸素ルーム

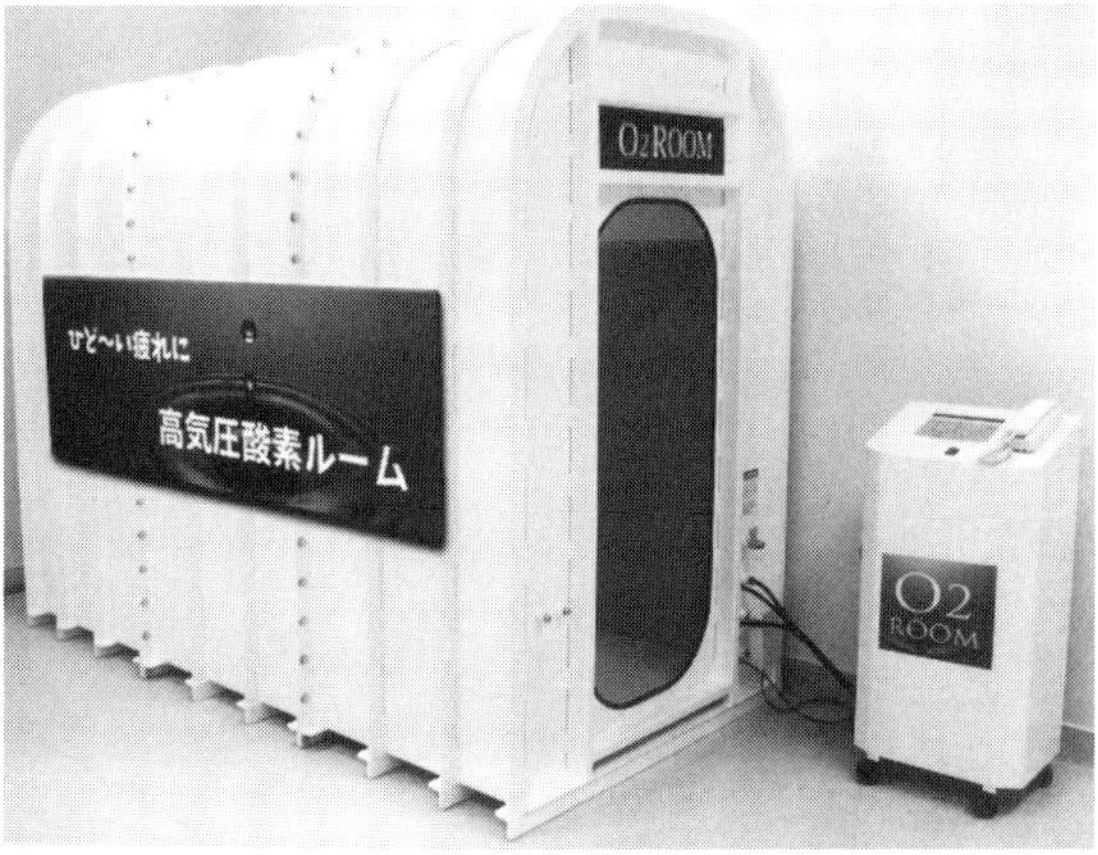

酸素濃縮器

しかし、超高齢社会を迎え、健康や体力の維持・増進のためにさまざまな方法が模索されるなかで、高圧生物圏の環境は注目に値するものです。とはいえ、365日24時間を閉ざされた空間で過ごすことは難しいため、限られた時間で体内の酸素を効果的に増やす装置が考案されました。

それが、現在利用されている酸素ルーム（図5）や酸素カプセルです。

装置内をいきなり高気圧・高濃度酸素にすることはできず、からだもすぐに適応するわけではないため、軽度高気圧酸素環境の装置内に、約1時間滞在することで、高圧生物圏環境の〝いいとこどり〟をしてからだの不調の改善に役立てようというものです。

医療用「高気圧酸素」との違い

「高気圧酸素」というと、病院でおこなう「高気圧酸素治療（ＨＢＯ）」のことを思い浮かべる方も多いかもしれません。気圧を高めて高濃度の酸素を取り込む仕組みは軽度高気圧酸素と同じですが、厚生労働省や日本高気圧環境・潜水医学会の定めた基準では、２絶対気圧（大気圧の2倍、水深約10メートルの圧力）で1時間以上１００％酸素を吸入することを「高気圧酸素治療」としています。

通常の気圧時に比べて溶存酸素を増やし、末梢の組織に多量に酸素を届ける医療用の高気圧酸素治療装置は、薬事法で規定された医療機器です。

一酸化炭素中毒やガス壊疽《えそ》など、救急的に酸素を必要とする疾患や骨壊死《えし》・顔面神経麻痺などに対して保険適用されているほか、脳梗塞《こうそく》・脳性麻痺《まひ》・心筋梗塞・腸閉塞・皮膚がんなど、比較的重篤な病気に対しての治療効果が認められています。しかし、医療用の高気圧酸素治療装置は気圧も酸素濃度も高く、人によっては副作用が出る場合もあるため、治療中は臨床工学技士が立ち会うなどの安全確保が必要です。

一方の軽度高気圧酸素の酸素ルームや酸素カプセルは、歯科の治癒効果を高めるだけでなく、アスリートのコンディション調整やケガの早期回復、あるいはオフィスや自宅に設置して健康の維持・増進に役立てたりと、さまざまな使い方がされています。

安全な〝健康器具〟とされているので、使用回数や使用時間に制限もなく（ただし、体内の酸素量は1時間ほどで飽和状態となるため、それ以上滞在しても害はありませんが効果的にはあまり意味がありません）、老若男女だれでも使うことができます。

現在さまざまな大学で軽度高気圧酸素の研究が進められており、新たな研究成果が次々と発表されています。

イタリアで酸素ルームの効果が報告される

イタリアのヴェローナ大学の研究で、軽度高気圧酸素治療によって、嫌気性菌である歯周病菌の活性度が低下、あるいは死滅したという報告がありました。

もちろん、歯周病菌は一度死滅しても再び増えますが、病原体の数が少ない状態が、軽度高気圧酸素治療後、2ヵ月間続いたそうです。

近年、日本でも歯科の治療やインプラントの定着率向上に軽度高気圧酸素を取り入れている、歯科医も増えています。

人間のからだを縦割りではなく、全体的に俯瞰《ふかん》で見ようとしているからでしょう。こうした姿勢こそが、人間のからだを診るすべての人に求められるものだろうと思います。

軽度高気圧酸素環境で溶存酸素を増やす

体内の酸素には、血液中の赤血球内にあるヘモグロビンと結びついた「結合酸素」と、血液や体液に直接溶け込んでいる「溶存酸素」があります。

たとえば、血液中（動脈血中）にある酸素は、95％が「結合酸素」として存在しながらからだを巡っています。しかし、結合酸素はヘモグロビンの量を超えて運ばれることはなく、全身の血管の99％を占める毛細血管を介して、細胞に酸素を送り届けます。

一方では、老化やはたらきが低下した組織では毛細血管が細くなり、酸素と結合した赤血球は毛細血管を通りにくくなります。

図6■ヘンリーの法則

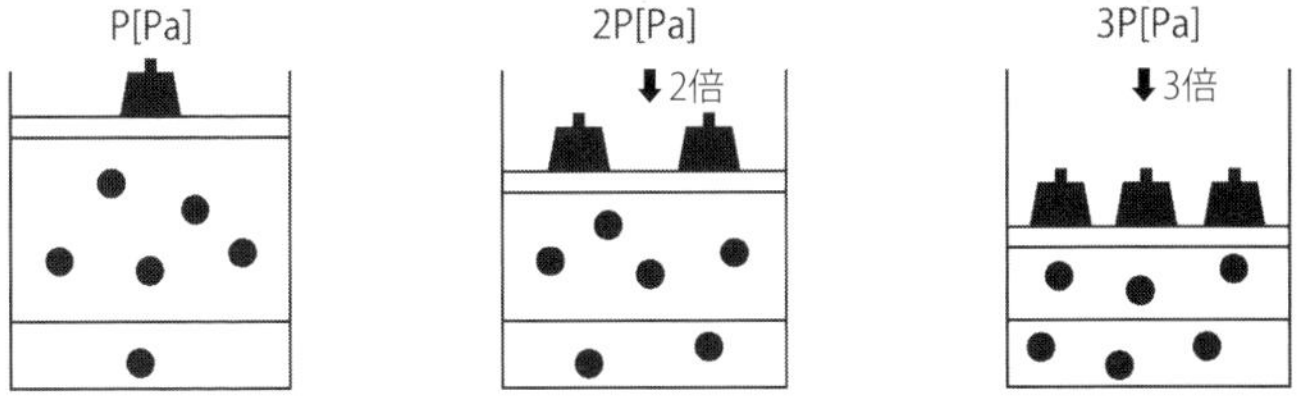

圧力	10^5Pa	圧力	$10^5 \times 2$Pa	圧力	$10^5 \times 3$Pa
質量	32g	質量	64g（2倍）	質量	96g（3倍）
物質量	1mol	物質量	2mol（2倍）	物質量	3mol（3倍）
体積①	22.4L	体積①	22.4L（一定）	体積①	22.4L（一定）
体積②	22.4L	体積②	44.8L（2倍）	体積②	67.2L（3倍）

しかし、血液に溶解した溶存酸素はヘモグロビンの量には依存せず、細くなった毛細血管も通りやすい、という特徴があります。

つまり、酸素をからだのすみずみまで運ぶには溶存酸素を多くすることが必要です。しかし、通常の呼吸や酸素吸入をしただけでは増やすことはできません。

液体に溶ける気体の量は圧力に比例（ヘンリーの法則）していて、血液中に酸素を含む量を増やすには大気圧を上昇させることが必要です。気圧が1.3倍なら溶けている酸素の量の1.3倍になります（図6）。

この原理を利用し、軽度高気圧酸素ルームに滞在し、気圧、酸素濃度を上げることで溶存酸素を血液中に溶け込ますのです。

歯周病と軽度高気圧酸素環境

軽度高圧酸素環境は、歯周病治療にもさまざまな効果をもたらすことがわかってきました。歯科予防の要となるプラークコントロールでは、ブラッシングでプラークを掻き出し、口腔内を歯肉マッサージで刺激しますが、さらに前述のように酸素ルームや酸素カプセルに入ることで血液中の溶存酸素を増やし、血流をよくし、歯周病予防の効果を高めます。口内細菌の中でも歯周病の原因となる嫌気性のP.g菌（ポルフィロモナス・ジンジバリス）ら〝極悪ご三家〟にとって、軽度高気圧酸素はまさに天敵ともいえる環境です。

前出のボローニャ大学の例では、ルートプランニングと軽度高圧酸素を併用することで、歯周病菌（グラム陰性嫌気性菌）を実質的に99・9％まで減らすことに成功しました。

また、歯周病を悪化させる要因ともなる「噛み合わせ」や「食いしばり」（5章参照）にも、有効であるとされています。

この章の後半では（神戸大学藤野英巳教授・近藤浩代研究員の検証実験による）P.g菌と軽度高気圧酸素環境の関係が実証されていますので、参照ください。

軽度高気圧酸素環境のさまざまなからだの変化

図7■酸素ルームに滞在前後での血液性状

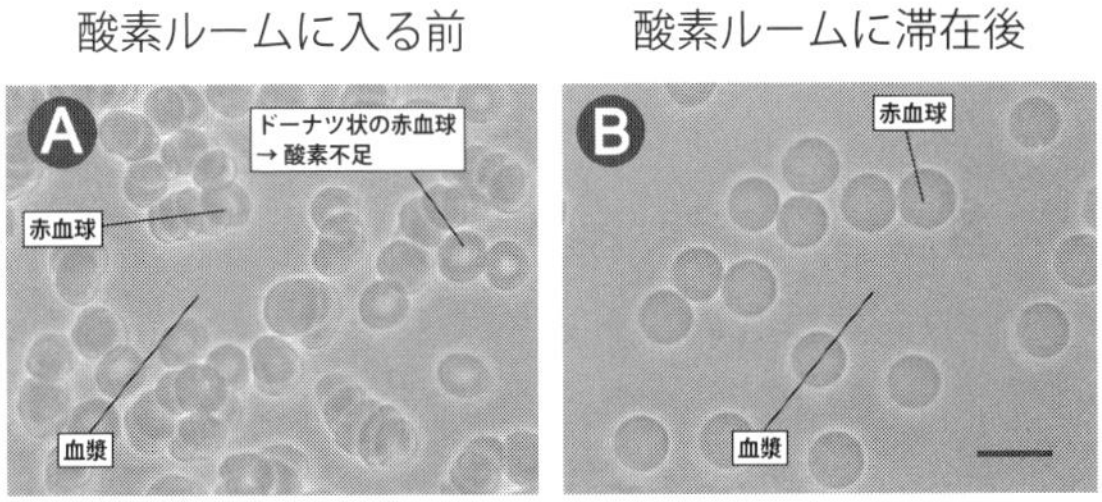

A：普通環境（1気圧、20.9%酸素）
B：軽度高気圧酸素環境（1.3気圧、36%酸素）
Bのスケールは（横線）は10 μ

血液がサラサラになる

図7は、酸素ルームに入る前（Ⓐ）と、滞在後（Ⓑ）の血液の様子です。入る前は、いびつな赤血球が集まって大きな塊となり、血液がドロドロして細い血管の末端まではいきわたりにくくなっています。

赤血球の中央が白く、ドーナツ状になっているのは、酸素が不足している状態で、貧血の人や、健康な人でも高山に登ったりして酸素が不足するとみられます。

酸素ルーム滞在後は、赤血球中のヘモグロビンが酸素と結びついてきれいな丸となり、一つひとつが独立して血液がサラサラになっていることがわかります。これによって酸素や栄養が末梢血管の末端までいきわたるだけでなく、血液がドロドロで流れが滞っていては流れない血液中の不要物を流してくれます。また、血流がよくなることで血液中の水分が血管外に侵出してたまることがないため、むくみもなくなります。

自律神経が安定する

酸素ルームに入ると、時間の経過とともに徐々に手足などの末梢部の血流量が増大します。血流の調節は自律神経がおこなっていて、緊張しているときは交感神経がはたらき、リラックスしているときは副交感神経がはたらいています。軽度高気圧酸素環境への滞在は交感神経のはたらきを抑制して、副交感神経のはたらきを高めることが、これまでの研究でわかりました。試合や試験を受けるようなときは緊張しますが、深呼吸することで緊張を和らげる経験をしたことがあると思います。

深呼吸=酸素を沢山吸うことで、交感神経のはたらきが和らぎ、副交感神経が優位になってきます。自律神経の血管に対するはたらきは、交感神経がはたらくと血管を収縮させて、副交感神経がはたらくと血管が拡張します。血管の拡張は毛細血管への血流を増大させるので、末梢や組織の血流が増加すると考えられています。

交感神経と副交感神経の2つがバランスとをとりながら私たちの生命活動を支えています。しかし、ストレスや更年期障害、うつ、不規則な生活などが原因でバランスを崩すと自律神経失調症を起こし、からだにさまざまな影響を及ぼします。

酸素ルームに入ることで自律神経のバランスが改善し、ストレスなどによる緊張から交感神経が過剰にはたらいていた人が、軽度高気圧酸素環境下で体内に酸素を満たし、血流をよくすることで副交感神経のはたらきが活発になり、自律神経のバランスが正されたのです。

NK細胞が増殖するなど新しい発見も！

本章の監修をお願いしました神戸大学藤野英已教授と日本気圧バルク工業の共同研究で、軽度高気圧酸素環境において、NK細胞が短時間で増加することが確認されました（2020年12月）。NK細胞とは、リンパ球に含まれる免疫細胞で、人体に侵入した外敵などの異常細胞を発見すると単独で攻撃、殺傷する能力を備えている細胞です。今後、がん治療やウイルス治療などの分野での利用が期待されています。

また、長い間、不妊治療をしても子どもを授《さず》からなかった女性が、半年間にわたって軽度高気圧酸素ルームを使用することで、54人のうち17人に子どもが授かったという実例があります（長野県・諏訪マタニティクリニック）。現代の女性が炊事・洗濯・掃除などの家事の際にからだを動かすことが少なくなり、代謝が低下したことが不妊の原因とされています。軽度高気圧酸素ルームに入ることで、抹消血管の血流改善がなされ、妊娠率を上げたものと考えられています。

また、ＡＳＤ（自閉症スペクトラム、アスペルガー症候群）の発達障害が高圧酸素療法（ＨＢＯ）で症状が改善したという報告もあります（アメリカ）。自閉症患者には脳内の不適切な血管収縮による血流量の低下がもたらされると考えられており、1.3気圧・1.5気圧、１００％酸素での加圧療法を各回45分、40回実施したところ、神経過敏・無気力・多動性・身体的健康・感覚的認識力・認知能力などの改善が報告されたといいます。

そのほかにも、睡眠時無呼吸症候群、乾燥肌、認知症、ダイエットなどさまざまな研究が進んでおり、今後軽度高気圧酸素の利用成果が期待されます。

歯周病菌の検証実験　実験者　近藤浩代

およそ８００種類ある歯周病菌の中で、最も歯周病に関連の深い「レッドコンプレックス」のP.g菌、T.d菌、T.f菌は「グラム陰性嫌気性菌」ですから、酸素のない環境を好み、酸素のある環境ではあまり生きることができない菌です。そこで、軽度高気圧酸素によって細菌の増殖を抑制したり、歯周病菌が全身に及ぼすさまざまな問題点を、減らすことができるのではないかと考えました。まず、人の体液を想定した生理食塩水を使って、溶け込む酸素（溶存酸素）の量を増減させることができるかを調べました。

日本気圧バルク工業のO_2ルームの中に、溶存酸素を測る機械と、人の体液を想定した生理食塩水を入れ、気圧を1気圧から1.4気圧まで変化させました。

気圧の上昇に伴い、酸素濃度、溶存酸素量は増加しました。

一方で、私たちが今いる1気圧のような環境ですと、酸素濃度も一定で、溶存酸素も変化しません。しかし高気圧環境下において、酸素濃度の増加に伴い、生理食塩水の溶存酸素量も変動するということがわかりました（図8参照）。

図 8 ■気圧の上昇に伴い溶存酸素量が増加

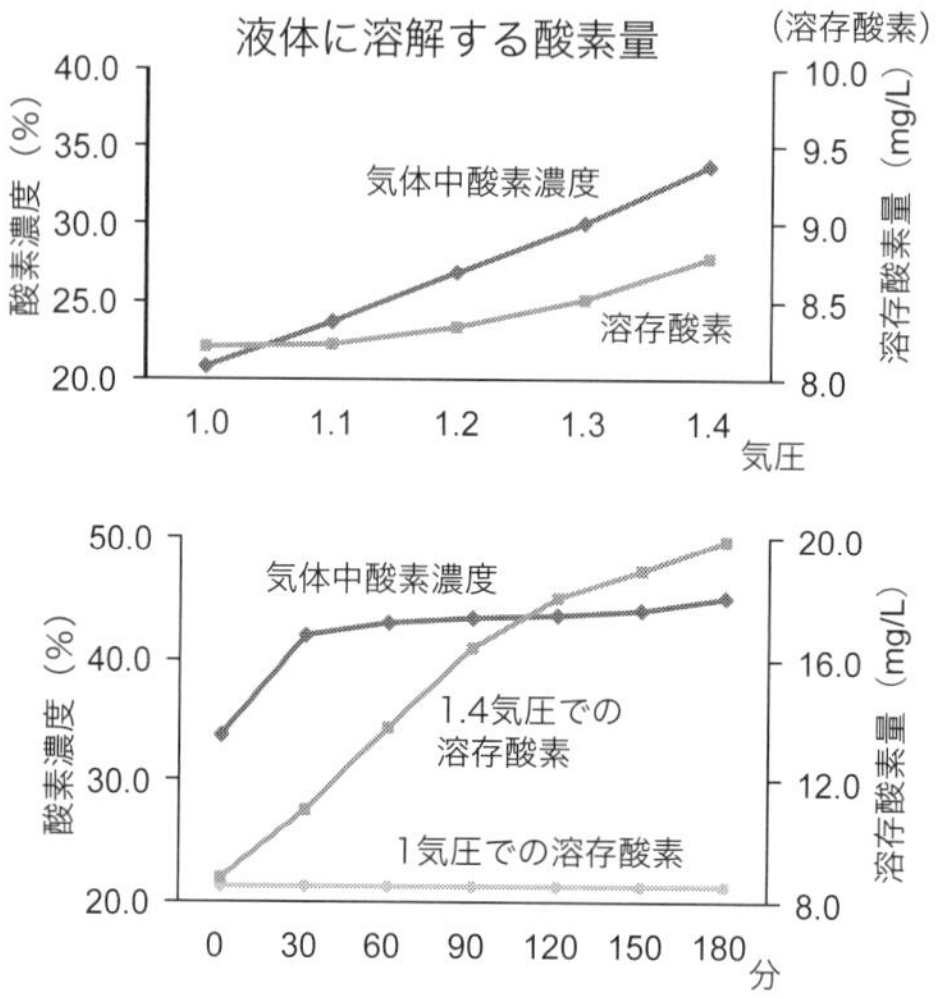

●気圧が高いほど溶存酸素が増加する

●１気圧の溶存酸素は変化しないが1.4 気圧環境下では溶存酸素が時間とともに増加する

図 9 ■ P.g 菌を培養した試験管

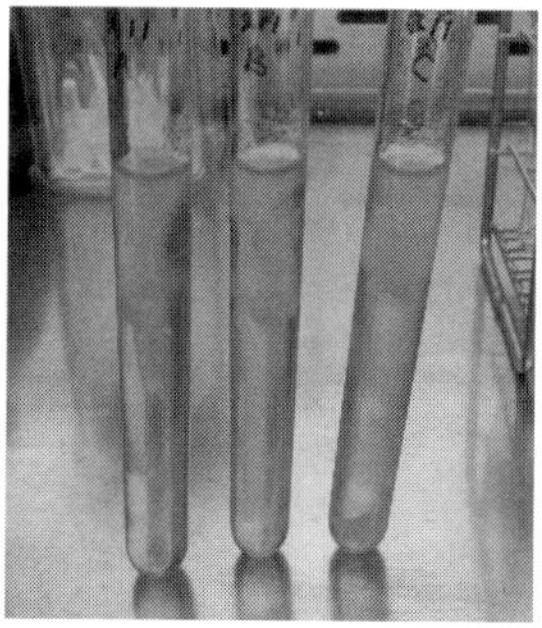

上面のモヤモヤとした部分が培養されているP.g 菌

そこで次に、「レッドコンプレックス」のP.g菌を生理食塩水に溶かして、O_2ルームの中に入れ、歯周病原菌が増殖抑制効果を示すかどうかの酸素耐性実験をしました（図9・10参照）。

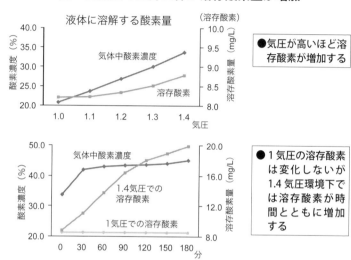

図 10 ■酸素耐性の評価

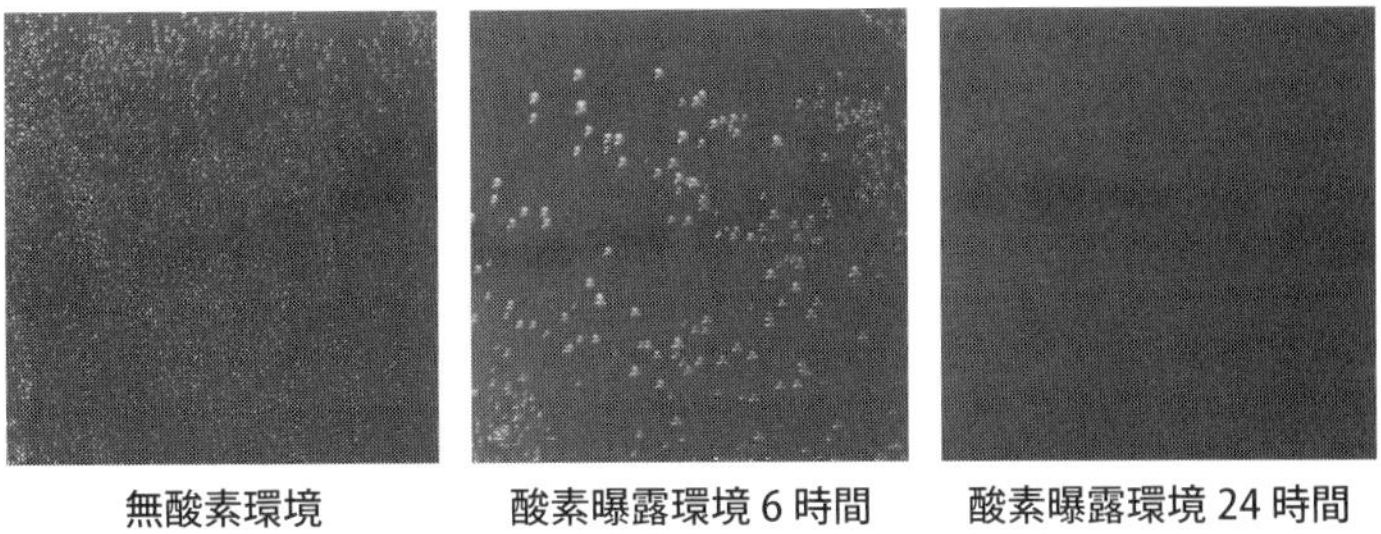

●白い点が P.g 菌のコロニー（集団）である。
●無酸素環境ではコロニーが無数に観察され、P.g 菌が元気に繁殖している。
●酸素曝露環境 6 時間ではコロニー数が減少するが多く観察される。
●酸素曝露時間 24 時間後にはコロニーが消滅し、P.g 菌が死滅している。

図 11 ■軽度高気圧酸素環境により P.g 菌が減少する

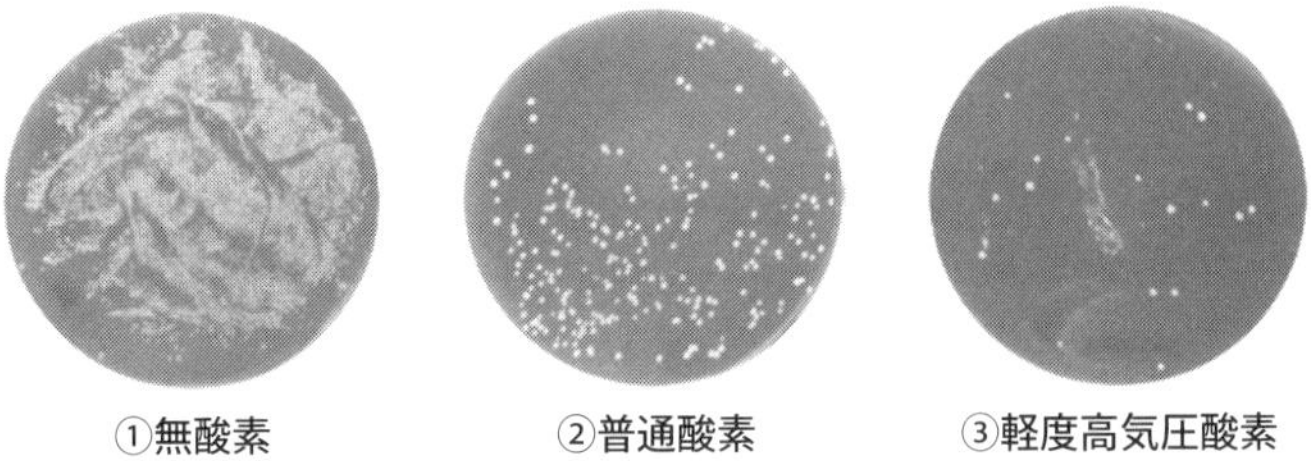

●白い点が P.g 菌のコロニー（集団）である。
●軽度高気圧酸素環境では白い点が少なく、ほとんど死滅している。

次に、平常時の1気圧、20・9パーセント酸素の環境と、1.4気圧の40〜45パーセント酸素の環境（軽度高気圧酸素環境）にP.g菌を6時間置き、その後、平らな寒天培地を使って8日間培養して菌数を数えました。

図11の②が通常の1気圧という気圧酸素環境下で6時間曝露させたP.g菌のコロニーの写真、③がO_2ルーム内で1.4気圧の軽度高気圧酸素環境に6時間曝露させたP.g菌のコロニーの写真です。

通常酸素環境下と比較し、軽度高気圧酸素環境下への曝露により、P.g菌は生菌数が減少していることがわかりました。

これら2つの実験から「O_2ルームに歯周病原菌を曝露させることで、その菌の増殖抑制効果を有する可能性がある」ことがわかりました。
今回までの結果から歯周病が原因となる全身疾患の予防効果についてさらなる研究が期待されます。

第4章

歯周病と全身疾患の関係

さまざまな病気の黒幕は歯周病だった⁉

近年、歯周病とさまざまな病気との関係が明らかになり、口腔ケアや歯周病治療の重要性が再認識されています。病気によって体力や免疫力の低下を招くことで歯周病のリスクが高まり、さらに、糖尿病や誤嚥性肺炎、脳血管障害、心疾患などの疾患が歯周病の影響により重症化する研究報告が次々と出て、歯周病が多くの病気の発症や重症化にかかわることがわかってきました。

詳しいメカニズムは解明中ですが、口内フローラのバランスがくずれることで増殖した歯周病菌と過剰産生された「炎症性サイトカイン」が、唾液や血液を通して全身に巡り、病気を引き起こすと考えられています。歯周病は、日常生活における環境因子との関係やその罹患率の高さなどから、歯科疾患の中で唯一、生活習慣病として認定されている病気です。しかし、治療についてはこれまで、口腔内の問題として歯科治療に限られていました。

今後は歯周病を「全身疾患の中のひとつ」としてとらえ、からだ全体とのかかわりの中から歯周病治療を考えていくことが大切な時代になってくると思われます。

図１■歯周病は全身疾患に関与する

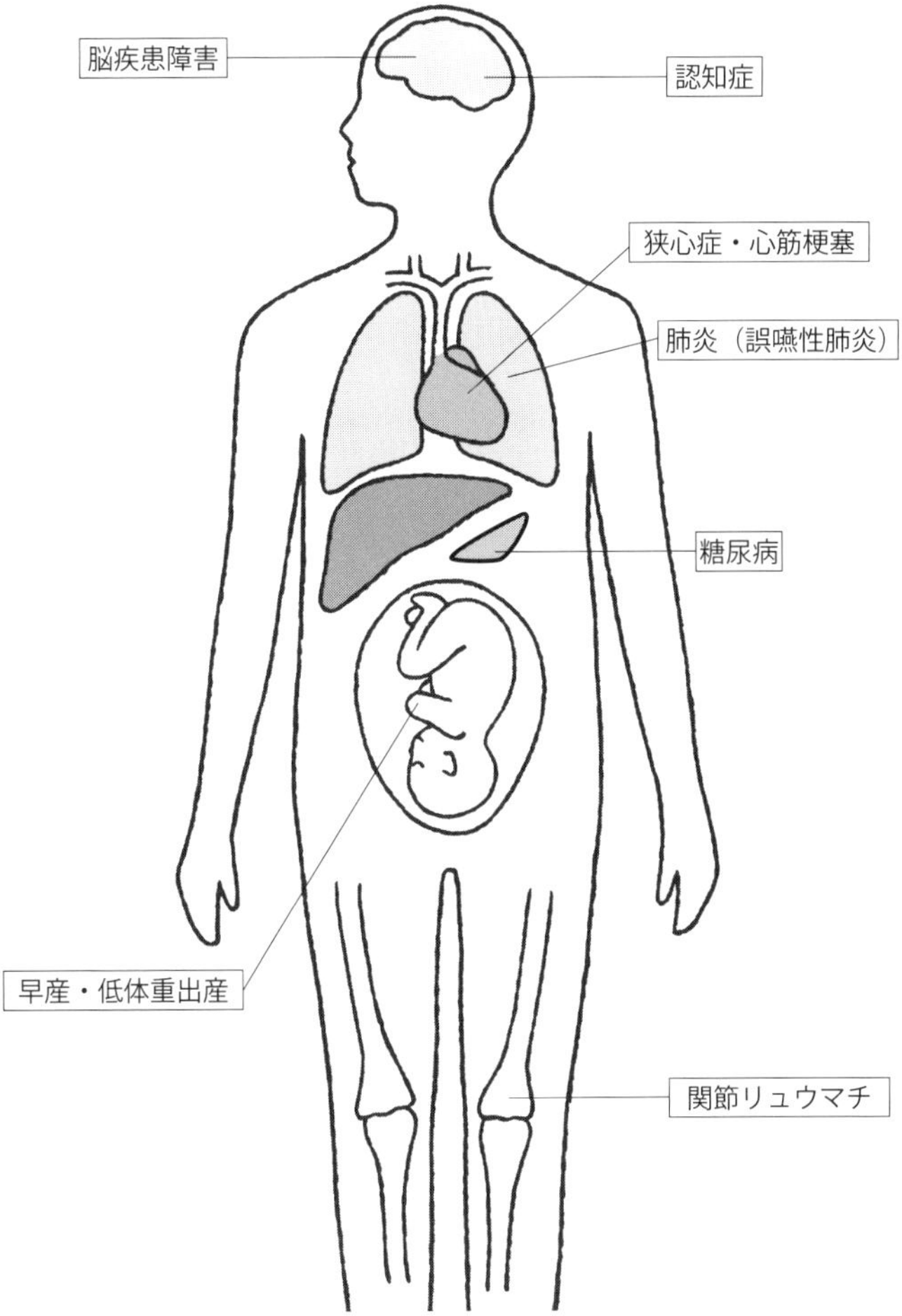

糖尿病と歯周病は表裏一体

糖尿病は、血糖値を下げるはたらきのあるインスリンが十分に作用しないために、血液中の糖（血糖）の濃度が慢性的に高くなってしまう病気です。食事によって血液中の糖が増え、血糖値が高くなると、膵臓からインスリンというホルモンが分泌され、増えすぎた糖が細胞内に取り込まれるようにはたらきかけます。

健康な人の場合、このインスリンのはたらきよって、一時的に上昇した血糖値も数時間後には食事の前の状態に戻ります。しかし、炎症時に歯周組織で増加したサイトカイン（おもに免疫細胞から分泌されるタンパク質）が、血液を介して全身に放出され、サイトカインの一種である腫瘍《しゅよう》壊《え》死《し》因子《いんし》のTNF-αの産生を促進し、インスリンの作用を邪魔し、細胞内へのブドウ糖取り込みを阻害し、血糖値を上昇させると考えられています（図2参照）。

糖尿病の中でも95%を占めるといわれる2型糖尿病は、肥満や運動不足、ストレス、暴飲暴食など、生活習慣の乱れがおもな原因となって起こる代表的な生活習慣病です。

糖尿病の初期は自覚症状がほとんどないため、病気に気づかなかったり、治療をおろそ

図２■歯周病（炎症性サイトカイン）は糖尿病を悪化する

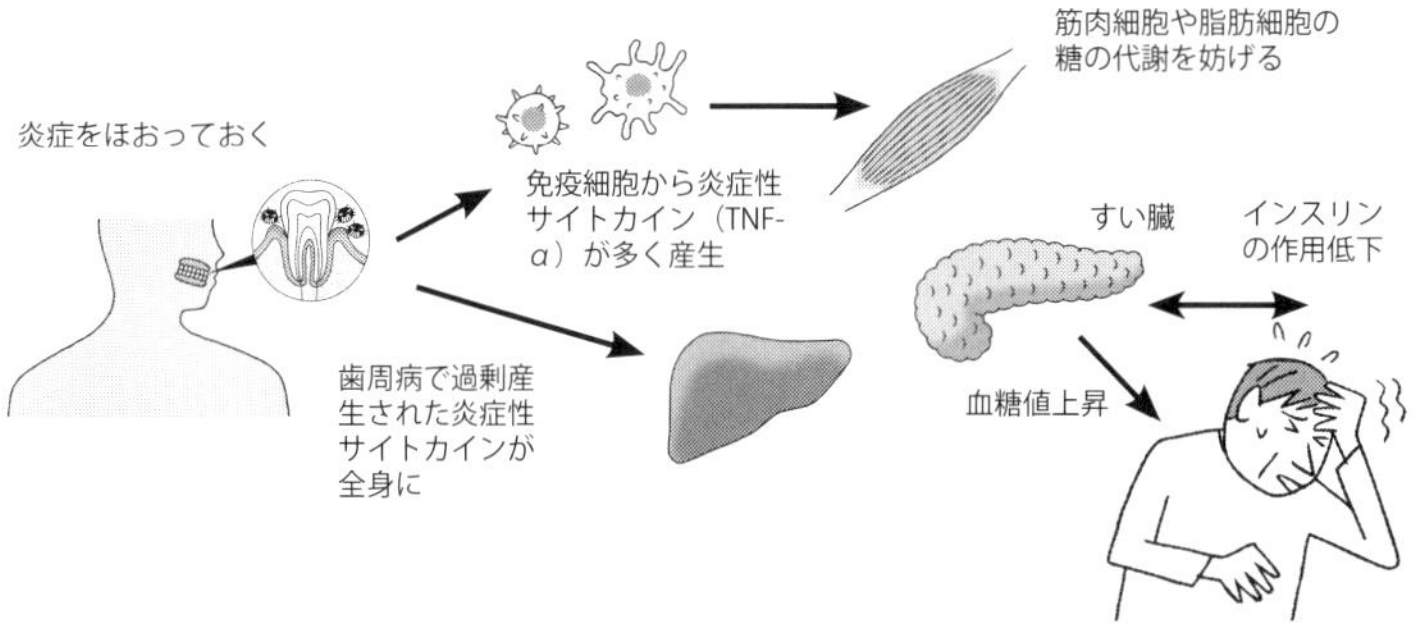
炎症をほおっておく
免疫細胞から炎症性サイトカイン（TNF-α）が多く産生
筋肉細胞や脂肪細胞の糖の代謝を妨げる
すい臓
インスリンの作用低下
歯周病で過剰産生された炎症性サイトカインが全身に
血糖値上昇
糖尿病

かにしてしまう人も少なくありませんが、病気が進行するとさまざまな合併症が起こり、あわてて病院に駆け込むのです。

なかでも「糖尿病性網膜症」「糖尿病性腎症」「糖尿病性神経障害」は「三大合併症」といわれ、ひどくなると失明や透析、手足の切断に至る可能性があります。

これらは糖尿病だけに起こる合併症で、毛細血管の障害が原因となることから「細小血管症」などとも呼ばれています。

反対に、脳梗塞や心筋梗塞など冠動脈などの太い血管に起こる障害を「大血管症」と呼びますが、これらはいずれも高血糖が長期間続いたあとに起こる慢性の合併症です。

歯周病患者の12・5%が糖尿病

糖尿病の患者には歯周病を抱えている人が多く、歯周病にかかっていると血糖値のコントロールが難しくなり、糖尿病を悪化させてしまうことなどから、以前から〝歯周病は糖尿病の合併症のひとつ〟といわれてきました。また、アメリカの大規模疫学調査であるNHANESⅢの分析によると、歯周病患者の12・5%が糖尿病に罹患しており、歯周病患者が糖尿病になるリスクは歯周病でない人の約2倍になるといいます。

最近では、歯科医院で炎症の原因となっている歯石を取り除き、抗菌薬を用いた歯周病治療とプラークコントロールをしっかりおこなうことで、血液中のTNF - α濃度が低下するだけでなく、血糖値のコントロール状態を示すHbA1c値も改善することが報告されています（東京医科歯科大学和泉雄一名誉教授）。

歯周病治療によって歯肉の炎症を改善できればインスリン抵抗性も改善し、血糖コントロールにつながることが、多くの臨床研究で明らかになってきたのです。しかし、こうした例の一方で、すべての症例で歯周病治療が血糖値の低下につながるわけではないことも指摘され、今後のさらなる研究が待たれています。

歯周病菌が誤嚥性肺炎を引き起こす

図3 ■嚥下の仕組み

呼吸
空気を吸い込んだ場合

嚥下
食べ物を飲み込んだ場合

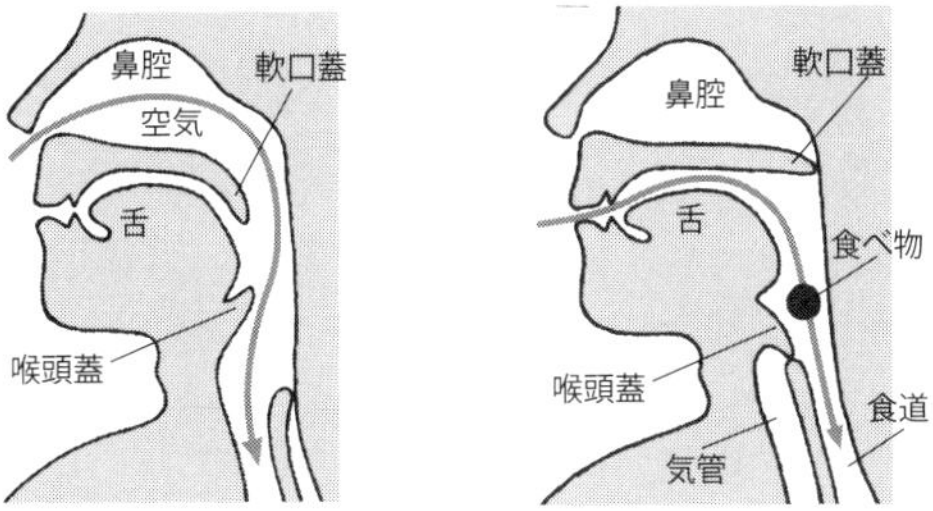

空気を吸い込むと軟口蓋が下がり、喉頭蓋が上がり、気管が開き空気が気管に入る

誤って気管に入ると誤嚥性肺炎になることがある

誤嚥性肺炎は、誤って気管に入ってしまった唾液や食べものと一緒に口内の悪玉菌の歯周病菌や炎症物質サイトカインなどの細菌が誤って気管支や肺に入り、気管や気管支の粘膜、肺の中で炎症を起こす病気です。

嚥下が正しく行われている場合は、食べ物が唾液と混じって食塊をつくり、飲み込む瞬間に気管に入らないように、軟口蓋《なんこうがい》が上がり、喉頭蓋《こうとうがい》が下がり、気管をふさぎ食べ物が食道に入ります（図3）。

しかし、唾液や食べものが誤って気管に入った場合でも、本来ならば反射的にムセることで異物を吐き出しますが、からだが弱っていたり高齢だと嚥下反射の低下によって吐き出すことができず、誤嚥を起こしやすくなります。さらに、免疫力も低下していることも多く、肺に入った細菌によって細菌性の肺炎を招くリスクが高くなります。

誤嚥性肺炎は、一般的な肺炎と違って咳や発熱、膿などの典型的な症状がありません。そのため、「なんとなく元気がない」「食欲がない」「のどがゴロゴロする」などと思っているうちに、気づいたら肺炎が進行していたということもあります。

さらに、一度誤嚥性肺炎を起こすと気道の粘膜が傷ついて異物に対する反射機能が鈍くなり、誤嚥をしても物を吐き出せず、肺炎のリスクが高まる悪循環に陥《おちい》りやすいのも特徴です。また、歯周病菌と炎症性サイトカインが誤嚥性肺炎の重大な要因のひとつともなります。そこで、こうした誤嚥性肺炎も、正しい口腔ケアによって予防することが可能です。さらに、軽度高気圧（濃縮）酸素を微小循環にいきわたらせることで、改善効果も期待できます。

かつては誤嚥性肺炎は「肺炎」として分類されていました。

しかし、厚労省は高齢者に多い誤嚥性肺炎を２０１７（平成29）年から肺炎と分けて分類し、その結果、現在肺炎は日本人の死亡原因の第5位、誤嚥性肺炎は第7位となっています（図４参照）。

図４■おもな死因の構成比

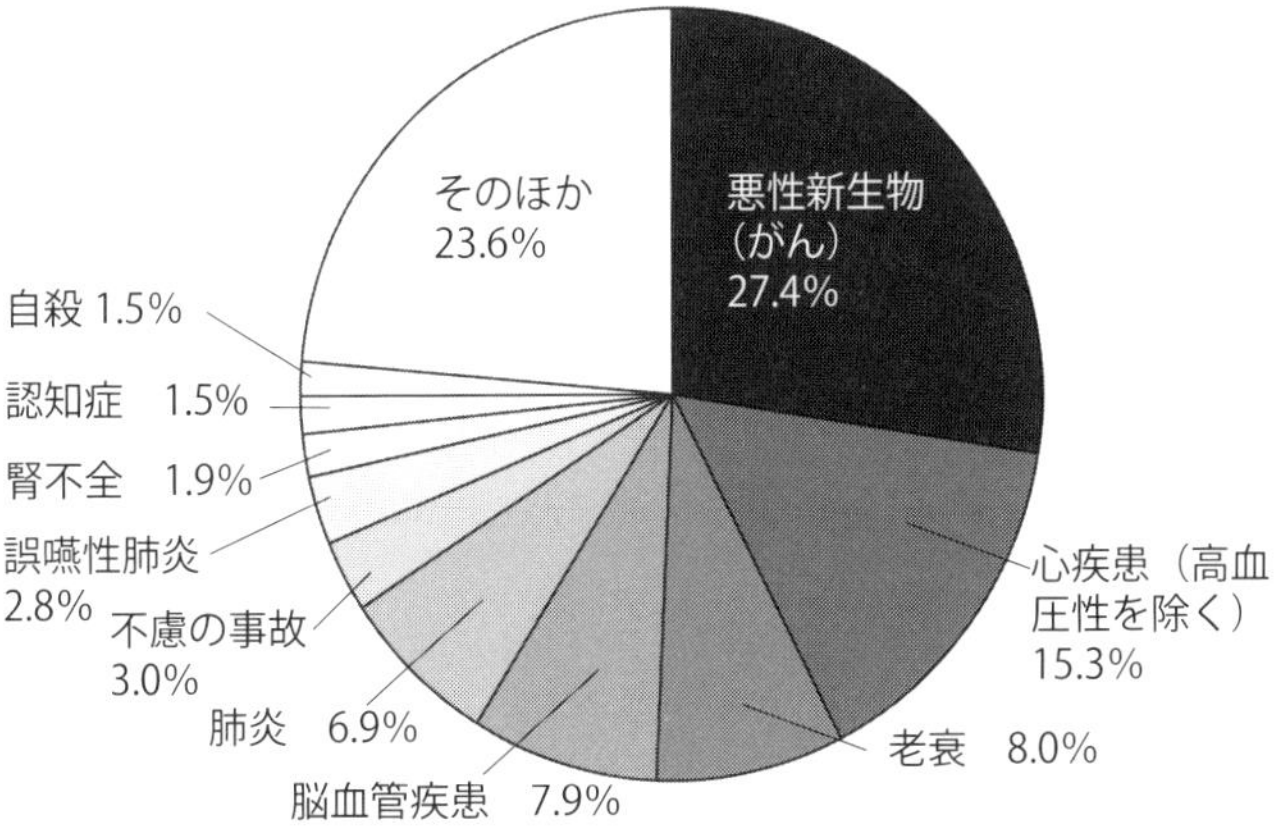

出典：厚生労働省「平成30年（2018年）」人口動態統計月報年計（概数）の概況

図５■歯周病菌が気管支炎・肺炎を引き起こす

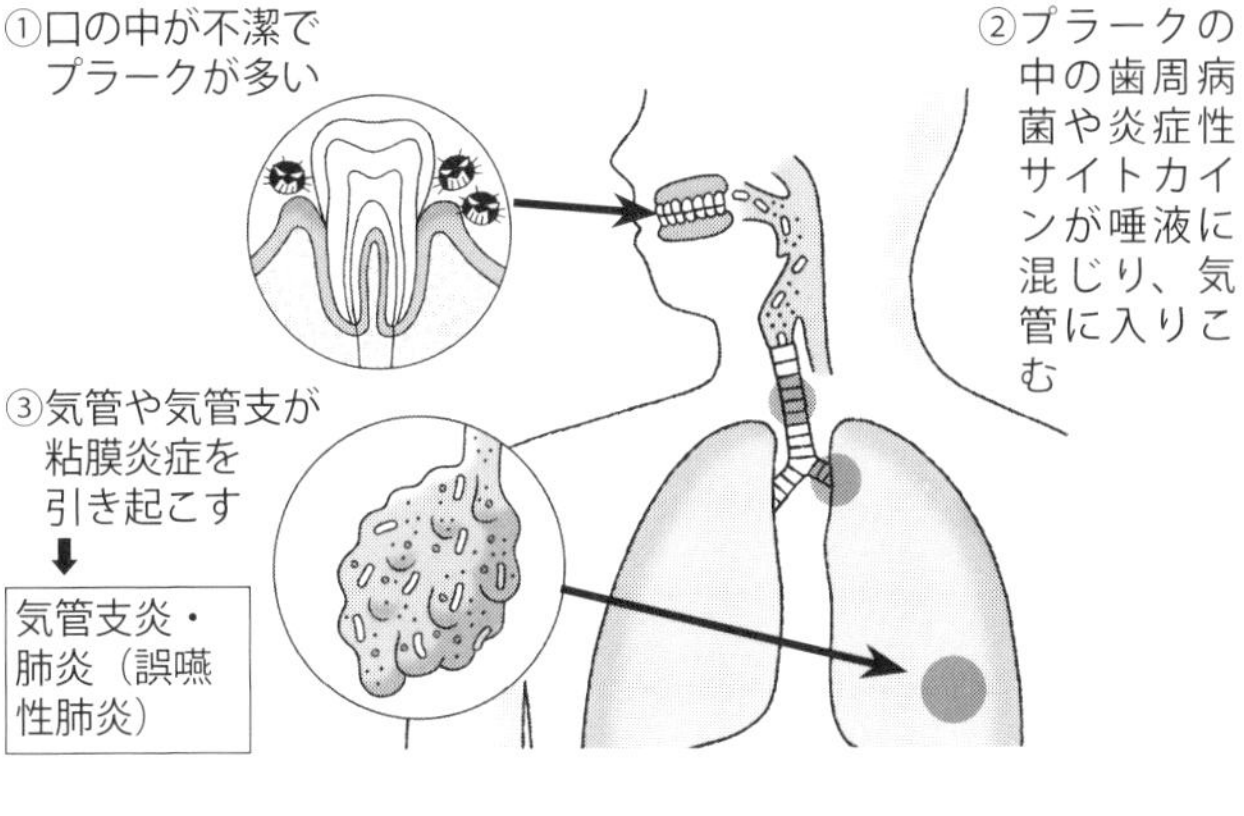

誤嚥は睡眠時にも起こる

誤嚥が起こるのは食事中に限りません。安静時や睡眠中にも起こることがあります。反射機能が低下した高齢者の場合、約70％の人が睡眠中に誤嚥を起こしているともいわれます。脳血管障害やパーキンソン病、アルツハイマー型認知症などの疾患がある人は、のどの神経や筋肉がうまくはたらかない嚥下障害があることが多いので、注意が必要です。

とくに要介護者は睡眠時の誤嚥を繰り返すことが多いといわれます。また、要介護者の場合、口内のセルフケアがままならないことも多く、口腔環境が悪化し、誤嚥が起こると肺炎が重症化しやすくなるといわれます。

また、自分で食事を摂れなくなってチューブやカテーテルを使う経管栄養《けいかんえいよう》をおこなっている場合も、栄養物の嘔吐《おうと》や胃の内容物の逆流などが原因となって、誤嚥から肺炎を起こすことがあります。胃に直接栄養を送る胃ろうの場合は、鼻の穴から管を入れ栄養を摂る経鼻経管栄養より肺炎の発症が少ないといわれますが、それでもまったくないわけではありません。肺炎を重症化させないためにも、たとえ口から食事を摂ることはできなくても口腔ケアを欠かさないことが大切です。

誤嚥性肺炎を発症する3大リスク因子とは！

①口腔・咽頭部の微生物（細菌）の増加

口腔ケアが不十分で口腔内の清潔を保てず細菌が増加したり、加齢などによって唾液の分泌量が減少し、口内の自浄作用が低下して歯周病を悪化することでリスクが高まります。

②免疫力の低下

糖尿病や加齢、高齢者に起こりやすい低栄養などの要因があります。バランスのよい食事と適度な運動、質のよい睡眠をとるなど、生活習慣を見直し、なるべくストレスのない生活を心がけましょう。

③口腔機能の低下

高齢者の場合、全身の筋力低下とともにあごや口まわりの筋力も低下します。さらに、歯周病による歯の喪失によって咬合力や咀嚼能力が低下するだけでなく、摂食機能の低下と口内環境の悪化は低栄養を招き、合併症のリスクを高めてしまいます。

口腔ケアで誤嚥性肺炎の予防

肺炎は、歯科医などが週1～2回、専門的な口腔ケアをおこなうことで、その罹患率が39％、死亡率も53％低くなったという報告があります（米山武義氏調査報告：一般社団法人日本訪問歯科協会HPより引用）。しかし、当然、口腔内を清潔に保つ日頃のセルフケアも大切です。

第1章で「口腔機能を向上する簡単トレーニング」で紹介しましたが、ここでは、とくに誤嚥性肺炎予防に効果のある首のトレーニングを紹介します。

首の周辺の緊張をとり、リラックスさせることで、嚥下時の筋肉運動をスムーズにし、嚥下障害や誤嚥障害を予防する効果が期待できます。

とくに喫煙者、高齢者、ストレスや疲労がたまっていたり、生活が不規則な人は免疫力が低下し、口腔機能も低下しがちですが、食べものを口に入れずにできるので、ひとりで安全におこなうことができます。ただし、嚥下障害の症状が進んでいる場合は、病院など、専門的の先生のもとで指導を受けてください。

図６■嚥下・誤嚥障害を予防する首のトレーニング

首のトレーニングでは、肩の力を抜いて、首をゆっくり前後・左右に動かし、首筋をしっかり伸ばします。

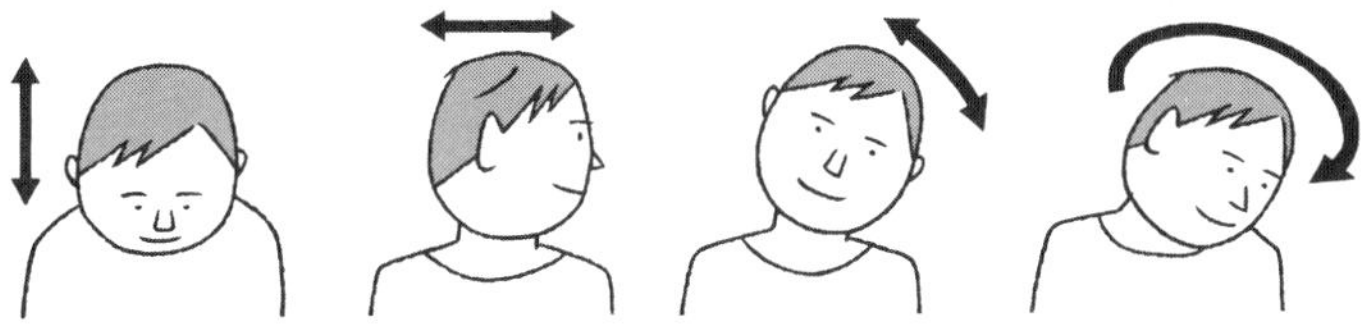

①前後に曲げる　②左右にねじる　③横に曲げる　④ぐるっと回す

＊回数などはそれぞれの体力などに応じて無理のない程度にし、最低毎日１回は続けてください。

上図6のようなトレーニングをおこなったうえで、食事の際には次のようなことに気をつけます。

【食事の際に気をつけること】

・いすに深く腰掛け、正しい姿勢で食べる
・テレビを観ながらなどの「ながら食事」は止める
・急がず、ゆっくり食べる
・肉などは小さく切ってから食べる
・少量ずつ口に入れ、よく噛む
・口の中のものを飲み込んでから、次のものを口に入れる

＊食後すぐに横になると逆流が起こりやすくなるので、食後約1時間半ぐらいは座り姿勢を維持することをおすすめします。

脳卒中・心筋梗塞を引き起こす動脈硬化にも歯周病菌の影

脳卒中とは、脳の血管が詰まったり破れたりして脳に血液が回らなくなり、脳が障害を受ける病気の総称です。その原因により、脳の血管が詰まる「脳梗塞」と、脳の動脈が破れる「脳出血」、脳動脈にできたこぶ（脳動脈瘤）が破れてくも膜下腔に出血する「くも膜下出血」などがあります。脳細胞が損傷を受けた部位によって、頭痛やめまい、吐き気、麻痺、言語障害など、さまざまな症状を現すのが特徴です。

一方の心筋梗塞は、心臓に血液を送る冠動脈が動脈硬化で硬くなり、心臓に十分な血液を送ることができなくなって心不全を引き起こしてしまう、心疾患のひとつです。突然胸に激痛が走り、突然死の原因ともなる恐ろしい病気ですが、前段階である狭心症の段階で治療すれば予防も可能です。脳卒中と心筋梗塞は、どちらも生活習慣病などによる動脈硬化がおもな原因となっています。血管が硬くなり、弾力がなくなる動脈硬化は、脂肪分の多い食事や運動不足、ストレスなどの生活習慣が犯人とされていますが、健康な人でも加齢とともに起こる〝血管の老化現象〟です。

図7■歯周病（炎症性サイトカイン）が心臓病や脳卒中を引き起こす

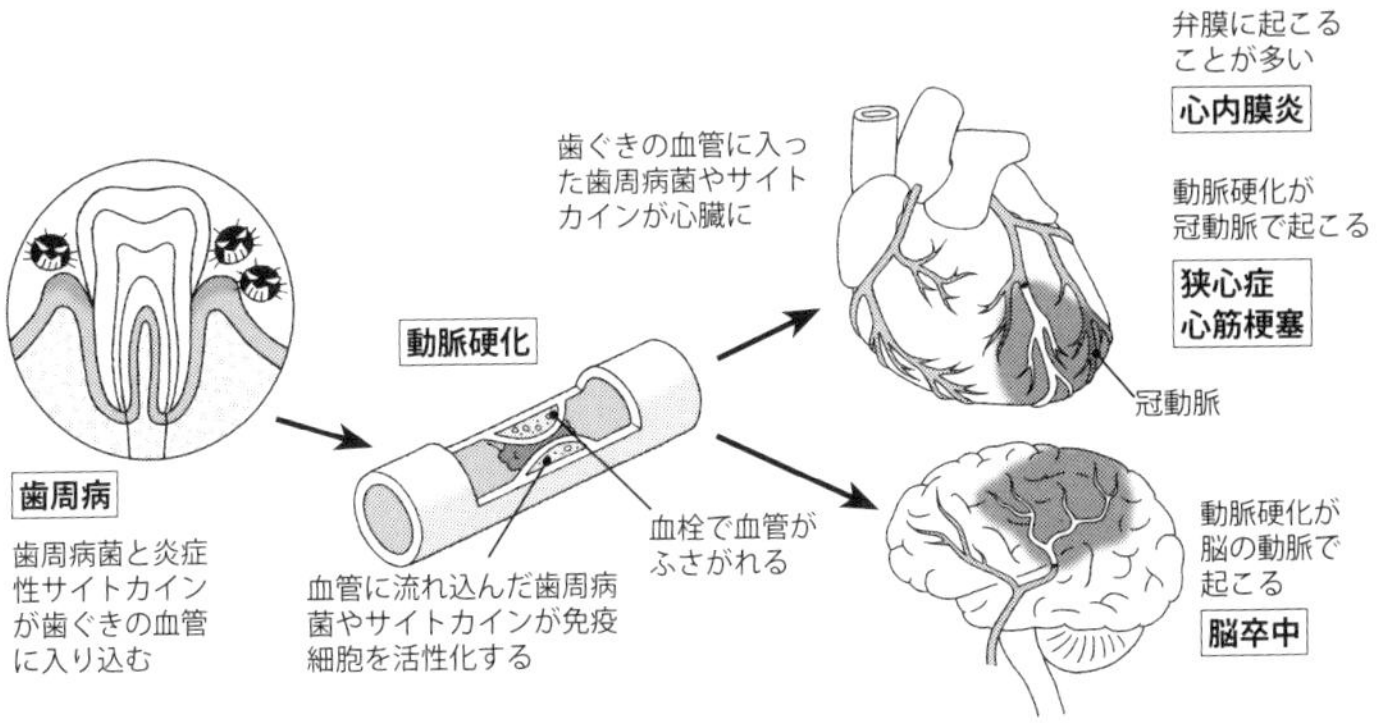
歯周病
歯周病菌と炎症性サイトカインが歯ぐきの血管に入り込む
動脈硬化
血管に流れ込んだ歯周病菌やサイトカインが免疫細胞を活性化する
血栓で血管がふさがれる
歯ぐきの血管に入った歯周病菌やサイトカインが心臓に
弁膜に起こることが多い
心内膜炎
動脈硬化が冠動脈で起こる
狭心症
心筋梗塞
冠動脈
動脈硬化が脳の動脈で起こる
脳卒中

動脈硬化のなかでも、大動脈や脳動脈、冠動脈などの比較的太い動脈に起こるのが「粥《じゅく》状《じょう》アテローム硬化（アテローム動脈硬化）」です。血管の壁などに血液中の悪玉コレステロール（LDL）などが沈着してドロドロのアテローム性プラーク（粥状硬化巣）となり、その蓄積によって血管を詰まらせたり、あるいはこのプラークが破裂・崩壊して血液と混じり合って血栓《けっせん》をつくり、脳卒中や心筋梗塞を引き起こすといわれます。この動脈硬化にも歯周病菌がかかわっていると考えられています。歯ぐきから血管内に侵入した歯周病菌や炎症性サイトカインが、血管内皮細胞やアテローム性動脈硬化部分の免疫細胞を活性化し、動脈硬化を促すというのです（図7）。

歯周病は動脈硬化のリスクを高める

歯周病との関連に関して、心疾患がある患者のプラークには歯周病菌が存在していることが判明しているほか、歯周病の人は心血管疾患の発症リスクが1・15〜1・24倍高まるといわれます（社団法人日本歯科衛生士会・歯科衛生だより）。

さらに1147名を対象に、歯周病と心筋梗塞・狭心症の関係を18年間追跡したところ、歯周病が重度（歯槽骨の吸収度が20％以上）のグループは、歯周病が軽度（歯槽骨の吸収度が20％以下）のグループに比べて心臓発作を起こすリスクが2.8倍だったことがわかりました（日本臨床歯周病学会による）。

同じように、歯周病と脳血管疾患の関係について9962名を対象に18年間追跡した研究では、歯周病のある人はない人に比べて1・66倍、大脳血管疾患にかかるリスクが高く、脳梗塞では、歯周病の人はそうでない人の2.8倍なりやすいというデータもあります（大阪歯科大学梅田誠主任教授論文引用）。

歯周病菌が認知症の進行を加速する！

図8■アルツハイマー型認知症が悪化するメカニズム

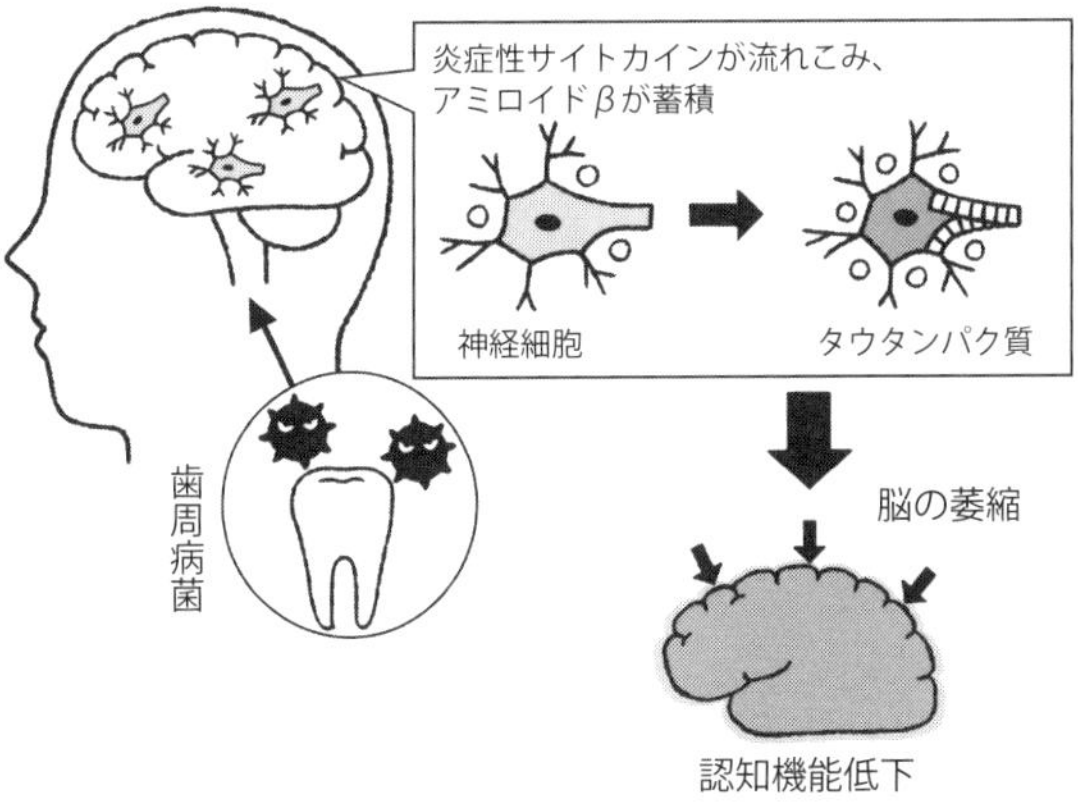

認知症の高齢者は年々増加し、2025（令和7）年には65歳以上の5人に1人が認知症になるといわれています。認知症にはいくつかのタイプがありますが、その中でも約7割を占めるとされるのが、アルツハイマー型認知症です。歯肉に炎症が起き、炎症性サイトカインが血液に運ばれて脳に流れこむと、アミロイドβというタンパク質が蓄積して「老人斑《はん》」や、神経細胞内のタウタンパク質がリン化した「神経原線維変化」が原因となって、記憶を担《にな》っている海馬の部分から萎縮が始まり、認知機能が低下していくのです（図8）。

歯周病と認知症に関する研究が進んでいる

認知症ははじめのうちは加齢による物忘れと似たような症状が現れますが、進行するうちに今まで日常生活でできていたことが少しずつできなくなっていきます。

新しいことが記憶できない、記憶が抜け落ちる、時間や場所がわからないなどの症状とともに、次第に食事や入浴、着替えなどのＡＤＬ（日常生活動作）がおぼつかなくなり、ＱＯＬ（生活の質）が著しく低下し、やがて寝たきりになってしまいます。

認知症と歯周病の関係については、アメリカの大学の研究チームが、アルツハイマー型認知症患者でなくなった人の脳内から歯周病菌のP.g菌（ポルフィロモナス・ジンジバリス）が出す毒素リポポリサッカライド（ＬＰＳ）を検出しました。

日本でも、さまざまな研究が進められていますが、日本大学歯学部の落合邦康特任教授（口腔細菌学）のチームによる研究もそのひとつです。アルツハイマー型認知症の発生機序については、いまだ確定的なものはないものの、体内の酸化反応が組織や細胞に危害を与えるという「酸化ストレス説」が有力とされています。落合教授らのチームは、歯周病菌によってつくられる「酪酸《らくさん》」という微生物が歯周細胞内に取り込まれると、鉄分子（ヘム）、過酸化水素、遊離脂肪酸が過剰に産出され、酸化ストレスによって歯周細胞が破壊されることに注目、健康なラット3匹の歯肉に酪酸を注射し、6時間後に海馬や下垂体、大脳、小脳を調べると、それぞれの部位で酸化ストレスが上昇していました。

なかでも記憶をつかさどる海馬での酸化ストレスがもっとも多く、鉄分子は平均79%、過酸化水素83%、遊離脂肪酸81%と濃度が上昇し、細胞の自然死といわれるアトポーシスを誘導するタンパク質分解酵素カスパーゼは、平均87%の濃度上昇がみられました。さらに、アルツハイマー型認知症の脳神経細胞内で過剰に増えるタウタンパク質も、通常のラットに比べて42%増加したのです。

歯周病患者の歯周ポケットからは、約30種類もの歯周病の原因菌が酪酸をつくり出し、通常の10〜20倍もの酪酸が検出されています。これらの酪酸は、健康であれば歯周ポケットにとどまっていますが、歯肉に炎症があると組織から血管に入りこんで全身を巡り、長期間にわたって脳内に取り込まれると、アミロイドβが溜まって脳が萎縮し、アルツハイマー病の発生リスクを高める可能性があるといわれています。

歯周病が認知症を悪化する仕組みを解明

２０２０年10月、九州大学と北京理工大学（中国）などの研究チームが、アミロイドβが脳に蓄積して記憶障害が起こる仕組みを解明して話題となりました。

実験では3週間、マウスの全身に歯周病菌（P.g菌）を直接投与して感染させ、正常なマウスと比較したところ、歯周病菌に感染したマウスの脳血管の表面ではアミロイドβを脳内に運ぶ受容体が2倍に増えていただけでなく、アミロイドβの脳細胞への蓄積も10倍に増えており、歯周病菌がアミロイドβの脳内への蓄積を加速させてしまうことを明らかにしました。九州大学武洲《たけひろ》准教授は、「歯周病の治療や予防で、認知症の発症や進行を遅らせることができる可能性がある」と話しています。

今や歯周病は歯科の域にとどまらず、あらゆる医療分野の先生の研究対象となっています。ちなみに、『脳の老化を止めたければ歯を守りなさい』（かんき出版）の著者、長谷川嘉哉《よしや》先生は認知症の専門医です。また、『糖尿病がイヤなら歯を磨きなさい』（幻冬舎）の西田亙先生（にしだわたる糖尿内科院長）は「口が健やかであることが健幸の第一歩」といっておられます。

認知症を防ぐ食べ物

○アミロイドβの溶解性を高め分解を促進、神経細胞保護成分「**フェルラ酸**」。玄米や1日大さじ1～2杯程度の米ぬか、サプリメントで摂取。

○アミロイドβの毒性を弱め、神経細胞を保護する「**アミロバン**」。幻のキノコといわれるヤマビシタケに含まれる成分。森の奥深くに自生し、その採取は困難とされている。

○認知症予防効果を発揮、抗酸化・血流改善成分「**イチョウ葉エキス**」。イチョウ葉はヨーロッパ各国では医薬品として認められていますが、基本的にはサプリメントで摂取。

○不足すると認知症を引き起こす**ビタミンB群**。ニンニク・カツオなどに含まれるビタミン6、シジミ・レバーなどのビタミン12、枝豆・ほうれん草などの葉酸がある。

○認知症を予防するだけでなく、寿命も延ばす「**レスベラトロール**」。ぶどう、赤ワイン、ピーナッツなどに含まれるポリフェノール化合物。　1～2杯の赤ワインを飲む習慣で、認知症を予防できる可能性があることがわかった。

○脳機能を改善するサラサラ成分「**DHA・EPA**」。脳を柔らかくし、情報伝達速度を上げるオメガ3系多価不飽和脂肪酸、サバ、アジなどの青魚に豊富に含まれている。

認知症予防食のレシピ

マグロの漬け丼

マグロのトロ部分はオメガ3不飽和脂肪酸であるDHA・EPAを多く含んでいます。ただしマグロはメチル水銀の問題があるので、養殖マグロがおすすめです。

《材料と分量・2～3人前》

・マグロ　好みの分量　・青ジソ　適量　・白ゴマ　適量

・ご　飯　適量　・醤油：みりん：酒＝2：1：1量

《つくり方》

①鍋にみりんと酒を入れて火にかけ、沸騰して1分間くらい煮たせてアルコールを飛ばす。

②醤油を加え、冷やす(漬けダレ)。

③ジップ付き袋に②の漬けダレと適度に切ったマグロを入れ、空気を抜き、20分～30分くらい漬ける。

④茶碗にご飯を入れて、マグロの漬けをのせて白ゴマと青ジソを散らし、でき上がり！

＊マグロ200gに対し、漬けダレおおさじで5～6くらいが目安。漬けダレに漬けこむ時間は好みで調整。

エノキ茸の佃煮

ヤマブシタケのような特殊なキノコでなくても、キノコ全般に認知症予防の効果がある可能性を示す研究が行われてきました。きれいな白色で、しっかりしたものを選びましょう。

《材料と分量・2～3人前》

・エノキ茸　1株（200g）

・醤油　大さじ2　・みりん　大さじ1

・酒　大さじ1

《つくり方》

①エノキ茸を小さく刻んでほぐしておく。

②フライパンに、醤油、みりん、酒を入れて中火で炒める。汁気がなくなって、とろみが出てきたらでき上がり！

発芽玄米とミックスベリーのスムージー

フェルラ酸が含まれる玄米を美味しく食し、ブルーベリーに含まれるアントシアニンは抗酸化作用による美肌、老化抑制作用があります。旬は6～8月で、皮の色が濃い。白い粉のついているものを選びましょう。

《材料と分量・2～3人前》

・発芽玄米　50g　・てんさい糖　大さじ1

・冷凍ミックスベリー　50g

・氷　5個　・有機無調整豆乳　150CC

《つくり方》

①発芽玄米は炊いて粗熱を取っておく。

②材料をすべてミキサーに入れ、好みのなめらかさになるまで回す。

③冷凍ミックスベリーをトッピングしてでき上り！

引用文献：山根一彦著『認知症にならない最強の食事』『おいしい健脳レシピ』（いずれも認知症予防研究協会発行）

著者紹介：医学博士　一般社団法人認知症協会副会長，生体防御・感染症代謝専門

歯周病と関節リウマチの関係

関節リウマチは、免疫の異常によって関節の腫れや痛みが生じ、進行すると骨や軟骨が破壊され、関節が変形してしまう病気です。とくに30～50代の女性に多く、左右の関節で同時に症状が生じやすく、朝に関節の周囲がこわばるのが特徴です。

この症状には細菌やウイルスの感染やストレス、喫煙、遺伝などが発症に関与しているとされていますが、詳しい原因はわかっていません。

関節リウマチと歯周病は、ともにインターロイキン（IL-β、IL-6）や炎症サイトカインのひとつTNF-αといった物質が関与し、慢性的な炎症が続いて骨が破壊されていきます。

この2つの病気の関連については以前から報告されており、1917年にはシカゴ大学のフランク・ビリング教授が、その著書の中で、関節リウマチの発症原因が歯肉の細菌による感染であると報告しています。

口の中の細菌が関節内に移動し、関節リウマチの発症や進行に影響を及ぼすというのです。

歯周病のP.g菌が関節リウマチの発症に関与!?

また、イタリアのジェノバ大学の研究では、関節リウマチの関節が腫れるリスクについて、歯が全部揃っている（32本）人を1とすると、28〜31本の人は3.6倍、21〜27本の人は4.1倍、20本以下の人は8.1倍となり、歯が少ない人ほど関節が腫れるリスクが高まる結果となりました。また、歯が20本以下の人は、全部揃っている人に比べて5.3倍も朝のこわばりが起こるリスクが高いとされています。

さらに、関節リウマチ患者の約8割の血液中には、抗シトルリン化タンパク抗体（抗CCP抗体）という、シトルリン化したタンパクを認識する抗体が検出されますが、この抗体は、しばしば関節リウマチの発症に先立って検出されます。

歯周病菌のP.g菌（ポルフィロモナス・ジンジバリス）が現在知られている中で唯一、シトルリン化を起こす酵素を産生する細菌であることがわかると、歯周病の罹患《りかん》がこの歯周病菌のもつ酵素による抗CCP抗体の産生を引き起こし、ひいては関節リウマチの発症につながっているのではないかと考えられるようになりました。

２０００年代になると、歯周病治療をおこなうことで、関節リウマチの症状が改善されることがわかり、これにより、外科手術のような大がかりな治療をおこなわなくても、歯科医師や歯科衛生士による歯のクリーニングや歯磨きの指導といった、患者の負担の少ない治療で高い効果を上げていることが報告されています。

関節リウマチの患者は、指の関節の機能障害によって適切な歯磨きができにくいだけでなく、ドライマウス（口腔乾燥症）などの要因から歯周病が進行しやすく、重症化しやすい傾向にあります。

リウマチのために自分で十分に磨くことができない場合は、電動歯ブラシを使ったり、洗口液を利用するなど工夫して、歯周病が進行しないように努めてください。

また、歩行困難による行動制限は、歯科の定期検診の機会の減少にもつながります。通院が困難な場合は、居宅療養管理指導や訪問歯科診療など、自宅での指導や治療を受けられるシステムもあります。リウマチを重症化させないためにも、歯周病を悪化させないようにする必要があります。

妊娠中の歯周病は、放っておくと早産・低体重出産の原因に!?

女性は思春期から妊娠・出産、更年期と、ライフステージごとにからだの変化が大きく、女性ホルモンの増減とともに体調も変わりやすくなります。とくに妊娠・出産時のホルモンバランスの変化は、口内環境にも大きな影響を与えます。妊娠によって増えた女性ホルモンのエストロゲンが歯肉の表皮を増殖させ、それがもうひとつの女性ホルモン、プロゲステロンの分泌によって垢となってはがれ落ちてプラークとなり、口内環境が悪化しがちです。さらに、つわりによる食生活の乱れや、口腔ケアが不十分になりがちなことなどが重なって、妊娠中は「妊娠性歯肉炎」を起こしやすくなるのです。

さらに、歯周病菌によって歯肉の炎症が進行すると、炎症性サイトカインが増加し、プロスタグランジンという物質の分泌を促します。通常は、子宮でプロスタグランジンが分泌され胎児娩出《べんしゅつ》の準備態勢に入ります。しかし、歯周病によって炎症が広がり、プロスタグランジンの濃度が上がると、子宮の収縮を促して早産が引き起こされてしまうのです(低体重児出産)。早産だった母親の口内を調べると、重度の歯周病である割合が高くなって

図９■歯周病菌は妊婦の低体重出産の危険性

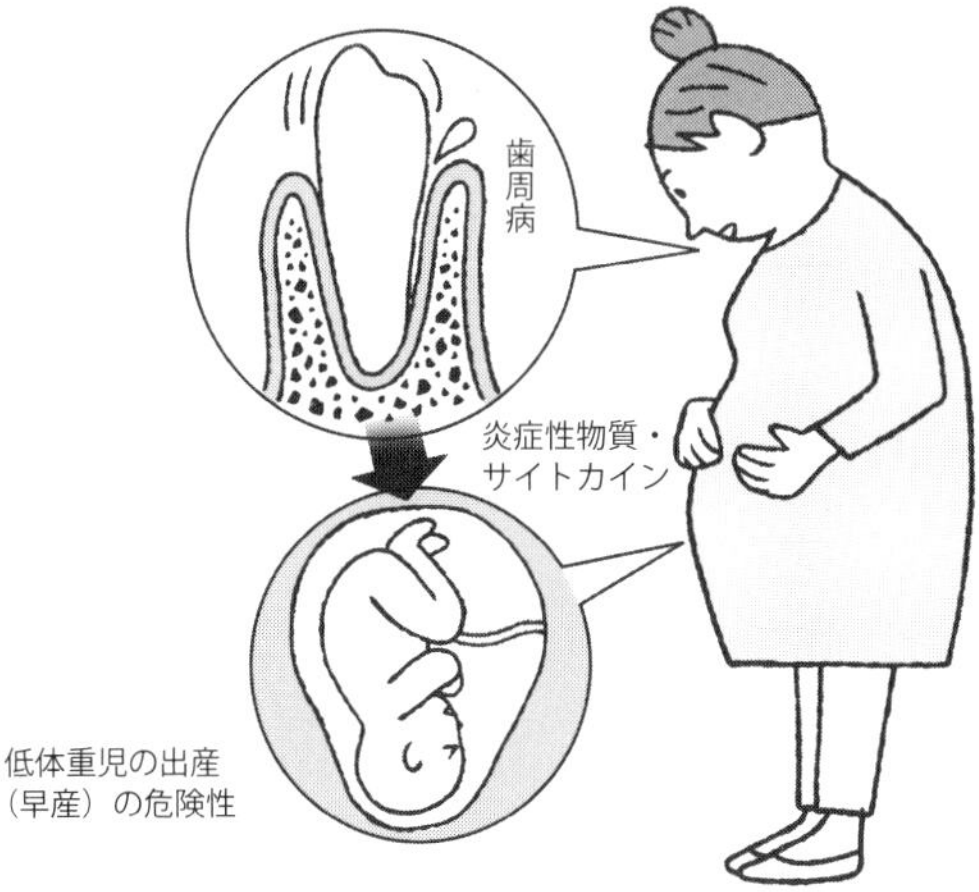

おり、そのリスクは、歯周病のない妊婦の場合の実に7倍にも上るといわれます。これは、タバコやアルコール、高齢出産などよりもはるかに高い数字です。

羊水から歯周病菌と同じ菌が！

妊娠中の歯周病は、胎児や出産にも悪影響を与える可能性があります。海外では、歯周病菌が胎児の死を招いたケースが報告されています。母親は35歳のアジア人女性。39週と5日で突然胎動がなくなり、慌てて病院に駆けこんだところ、胎児はすでに息絶え、通常なら無臭のはずの羊水は猛烈な悪臭を放っていました。母親には妊娠性歯肉炎による出血があり、死産の3日前には風邪で発熱があり、激しい絨毛羊膜炎と臍帯炎《さいたいえん》も併発していました。汚れた羊水と胎児の様子から産科医は、死産の原因は膣からの感染だろうと考えましたが、詳しく調べてみると胎盤や臍《へそ》の緒《お》、そして胎児の肺や胃の中まで炎症を起こしており、母親の口内と同じ歯周病菌が発見されたのです。このことから、母親が発熱したわずか3日間の間に、母親の歯周ポケットにいた菌が血液から胎盤を通って胎児に達し、敗血症を起こしてしまったと考えられています。

妊婦は歯科治療を済ませよう！

また、妊娠中は、薬の副作用を気にして歯の治療ができないと考えている妊婦も多いようですが、痛みのために十分な食事が摂れず栄養不足になり、歯周病を放っておくほうが、胎児に悪影響を及ぼす場合もあります。つわりなどで思うように歯を磨けないときは、水分をしっかり摂り、唾液の分泌を促し、できるだけ菌の繁殖を抑えるように心がけましょう。また、出産後は虫歯菌が母子感染する可能性もあるため、できるだけつわりが治まる4～5ヵ月頃には歯科検診を受け、必要な歯科治療をすませておくことをおすすめします。

睡眠時無呼吸症候群も歯周病の要因

睡眠時無呼吸症候群は、文字通り眠っている間に何度も呼吸が止まる病気です。英語の Sleep Apnea Syndrome の頭文字をとってＳＡＳ（サス）とも呼ばれています。一晩の睡眠中に30回以上、もしくは1時間あたり5回以上、それぞれ呼吸が10秒以上止まる無呼吸がみられる場合は、睡眠時無呼吸症候群と診断されます。多くの場合、無呼吸とともにいびきが認められますが、どちらも睡眠中のことで本人が気づきにくく、家族の指摘によってわかることも多いようです。

ＳＡＳは、呼吸が止まることで血中の酸素が不足し、さまざまな症状を引き起こします。たとえば、ＳＡＳの人は上気道が狭まっているために口呼吸になりがちですが、口呼吸をすると口の中が乾きやすくなり、唾液による自浄作用ができずに口内の細菌の活動性を高めます。それによりプラークがたまりやすくなって、歯周病の要因となるのもその一例です。夜中に何度も目が覚めたり、朝起きると頭痛がしたり、昼に眠気を催《もよお》すのも代表的な症状です。さらに、酸素が不足することで心臓や肺、循環器系にも負担がかかり、高血圧や心臓疾患、脳血管障害などを発症する人も多く、放っておくと命にかかわることもあります。

実際、SASの人が深夜0時～6時までに心臓が原因の突然死に襲われるリスクは、そうでない人に比べて2・57倍高いと報告されています。そのため最近では、肥満、糖尿病、高血圧、脂質異常症の〝死の四重奏〟にSASを加え、〝死の五重奏〟といわれることもあります。SASには、肥満などにより上気道（喉）が塞《ふさ》がってしまうことによる「閉塞型」（OSAS）と、脳や神経などの異常による呼吸中枢機能の低下により、呼吸筋の運動が停止する「中枢型」（CSAS）と、閉塞型と中枢型が混ざっている「混合型」の3つのタイプがあります。なかでももっとも多いのが「閉塞型」で、SASの9割程度がこのタイプだといわれます。肥満が原因となっている場合は、減量することで症状が軽減することが多いため、食生活や運動などの生活習慣の改善を心がけます。

CPAPが症状の改善に効果的

「閉塞型」に有効な治療法として、現在もっとも普及しているのが、CPAP（シーパップ）と呼ばれる経鼻的持続陽圧呼吸療法です。これは、鼻に装着したマスクから適切な圧力で

図10 ■ CPAPの原理

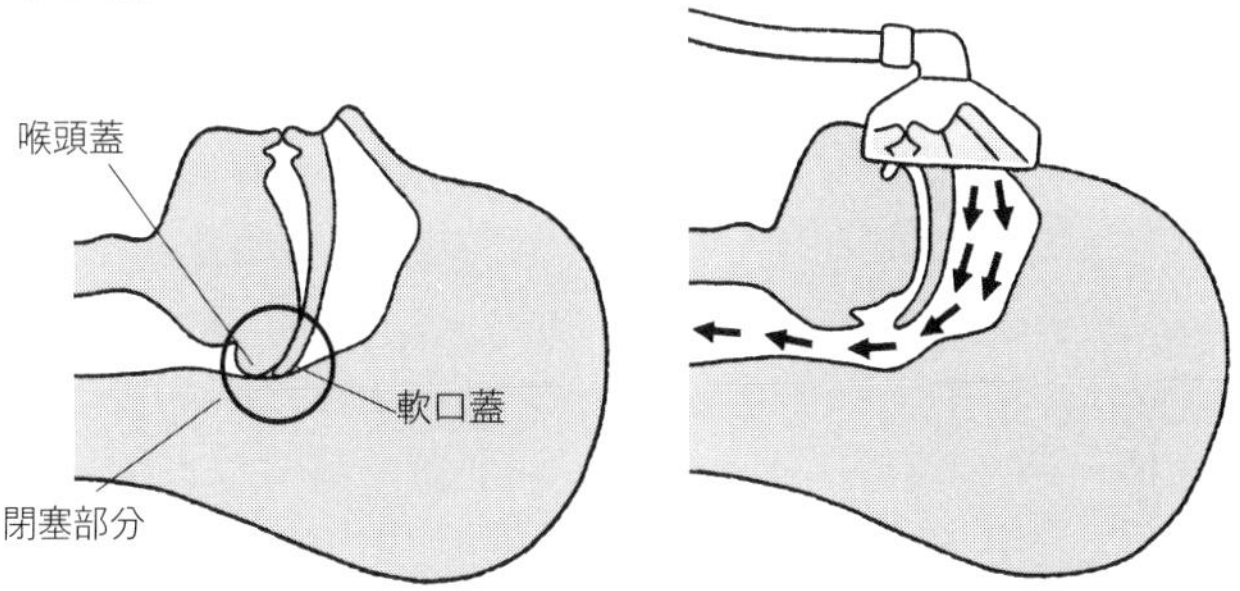

○部分が閉塞して呼吸が止まってしまう

鼻に装着したマスクから空気を送り込み、気道を広げて呼吸をできるようにする

持続的に空気を押し込むことにより、睡眠中に緩んだ筋肉で気道が塞《ふさ》がれてしまうのを防ぎ、睡眠中の呼吸をサポートする方法です。

これにより酸素を十分に取り入れられ、睡眠の質が改善されて昼間の眠気がなくなるとともに、心疾患の予防や死亡率の低下に効果があります。

軽度の場合は、スリープスプリントと呼ばれるマウスピース（口腔内装置）による治療をおこないます。この方法は、下顎を上顎よりも前に出すようにマウスピースで固定することで上気道を広く保ち、いびきや無呼吸を防ぎます。マウスピースは装着も比較的簡単で、取り外しが可能なため、患者への負担が少ないことが特徴です。

コラム

新型コロナウイルスで亡くなった人から歯周病菌が大量に発見！

新型コロナウイルス感染症が世界中で猛威をふるい、多くの死者を出し収まるどころか、変異株が次々に発見されいまだに勢いは衰えていません(2021 年 5 月現在)。

3 蜜を防ぐための予防策として改めてマスクの重要性が再認識されていますが、2020 年 2 月にはマスクが店頭から姿を消し、大勢の人が早朝から行列をなしマスクを求めたのは記憶に新しい出来事でした。

著者が治療をおこなっています、チャーミー歯科春日部では日本中でマスクが不足して大騒ぎをしている中、海外でのボランティアで知り合った、ベトナムや中国の会社（PerfectPartner）の助けを借り、マスクを安く分けていただき 10,000 枚ものマスクを通院している患者さんに無料で配布、大いに喜ばれました。

昨年 7 月にイギリスの医学雑誌に新型コロナウイルス感染症で亡くなった人から歯周病菌が大量に見つかったという研究報告がなされました。従来の重症化リスクを高める要因だった、心臓病、高血圧、糖尿病だけでなく、口腔内細菌も関係していることがわかったのです。歯周病菌が全身病であることを考えると、新型ウイルスの感染リスクを高めることは常識とも思われるのです。子どもが新型ウイルスに感染しにくく、軽症や無症状で済むのは、子どもには歯周病菌がほとんどないことが理由のひとつといわれています。感染予防策には「3 密・マスク・手洗い」に加え、口腔ケアも積極的におこないましょう。

マスクを使用した患者さんからのお礼のメッセージボード

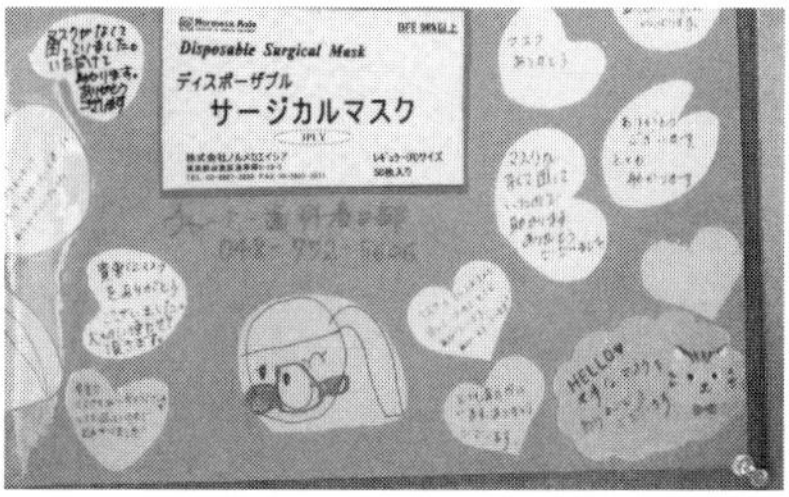

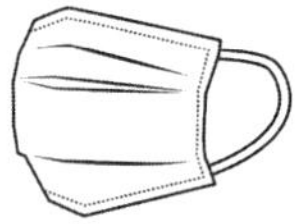

チャーミー歯科春日部

第5章

「噛み合わせ」など間接的要因と歯周病

正しくない噛み合わせは歯周病を悪化させる！

歯周病の原因には、直接的要因である歯周病菌だけでなく、さまざまな間接的要因があります。そのひとつが「噛み合わせ」です。

噛み合わせが悪いと、ものをよく噛めないなどの口内の症状だけでなく、耳鳴りやめまい、頭痛、肩こりなど、さまざまな症状が現れ、ひどくなると顎関節症を発症したり、歯並びがずれてくることもあります。歯周病を悪化させる原因もそのひとつです。

歯の汚れは食べものをよく噛んだり、歯と歯がぶつかることである程度自然に落ちるようになっていますが、噛み合わせが悪いとこの自浄作用のはたらきも劣《おと》り、歯磨きの際に磨き残しが出やすく、プラークがたまって歯周病や虫歯になりやすくなります。

さらに、噛み合わせが悪いことで噛む力がそれぞれの歯に均一にかからず、噛んでいる歯だけに大きな負担がかかり、骨がダメージを受けやすくなって歯周病の進行が早まる、といわれます。

図１■噛む運動に作用する咀嚼筋

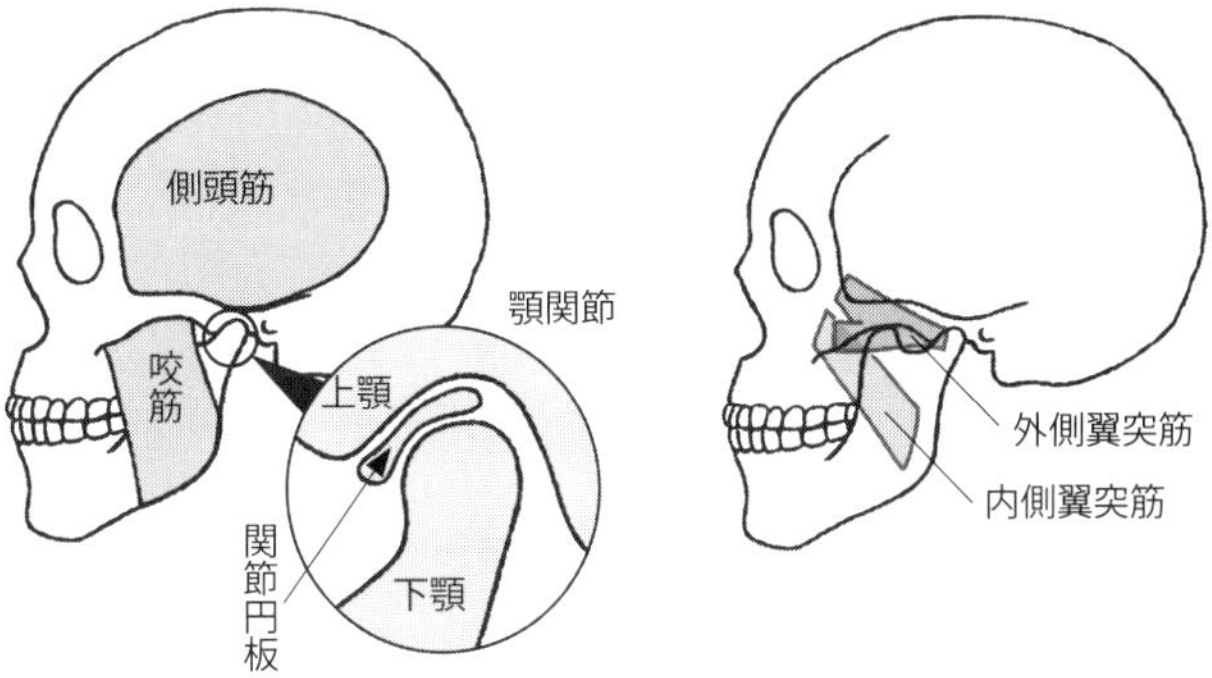

　噛み合わせは、上の歯と下の歯が合わさって形づくられ、「噛む」という動きは頭蓋骨と下あごをつないでいる「咀嚼筋《そしゃくきん》」でおこなわれます。咀嚼筋は、かたい食べものをかみ砕《くだ》くときにはたらく「咬筋《こうきん》」や、下あごを引き上げたり、後ろに引く「側頭筋」、ほかに外側翼突筋、内側翼突筋など、咀嚼運動をおこなうときに作用する筋の総称です（図１）。

　下あごの運動をスムーズにおこない、自由に咀嚼、嚥下、発語をおこなうためには、顎関節、歯、歯周組織、咀嚼筋などの口まわりの組織が周囲の骨や筋肉とバランスをとりながら協調してはたらくことが必要です。たとえば、噛み合わせが悪いとこのバランスが崩れ、歯周病を悪化し、歯周組織が侵されて噛み合わせにも影響がでます。噛み合わせと歯周病は互いに悪影響を及ぼす関係で、歯周病が進行している人の場合、噛み合わせの悪さから口腔運動機能にも問題を起こしていることが多く、歯周病治療のためにも、噛み合わせを正しておくことが大切です。

正常咬合と不正咬合とは!?

一般には「歯並び」と同じような意味でとらえられることも多い「噛み合わせ」ですが、歯並びと噛み合わせはまったく異なる概念です。歯並びは、1本1本の歯が歯槽骨の上に並んでいる状態、つまり「歯列」のことをいい、噛み合わせは、上あごの歯列と下あごの歯列が合わさる「咬合《こうごう》」のことを指します。

たとえば、歯並び（歯列）があまり良くなくても、歯周病や咀嚼障害などがなく、噛み合わせ（咬合）は悪くない人もいますし、反対に、歯列矯正や補綴《ほてつ》治療（被せものなどの歯科治療）できれいな歯並びをしていても、筋肉や顎関節とうまく調和せず、噛み合わせや嚥下、発語などの機能に問題を抱えている人もいます。上下の歯がバランスよく接し、しっかりと噛み合うのが、よい噛み合わせの基本です。

「正しい噛み合わせ」の条件には、さまざまなものがありますが、基本は次の3点です（図2）。
①上下の歯は「1歯対2歯」の関係で、交互に隙間なく噛み合う
②上下の前歯の中心のラインが一致している
③上の歯が、下の前歯の外に2ミリほど被《かぶ》さること
ただし、実際にはこの条件を満たす噛み合わせをもつ人は多くはいません。そのため、このような理想的な噛み合わせは「仮想正常咬合」と呼ばれることもあります。
なお、何らかの要因によって歯や歯周組織の発育・形態・機能に異常があり、上下の歯がきちんと噛み合っていない状態を「不正咬合」といいます（図3）。

図2 ■歯の正しい噛み合わせ

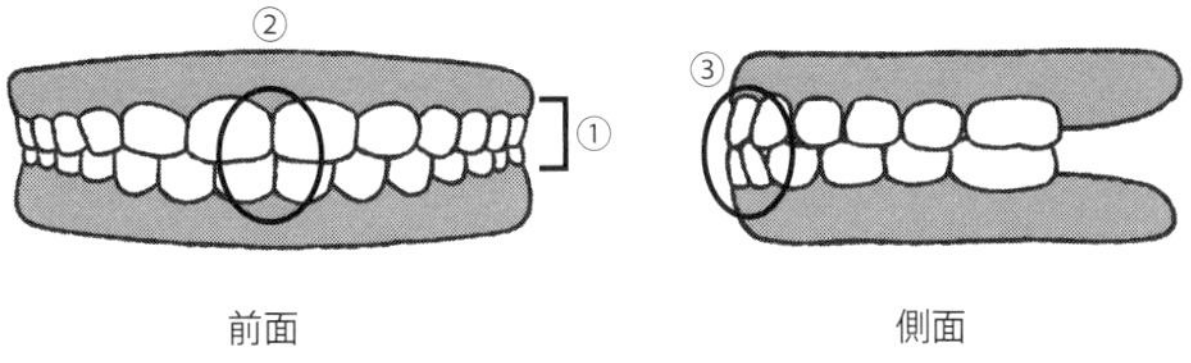

図3■不正咬合のいろいろ

①上顎前突《じょうがくぜんとつ》

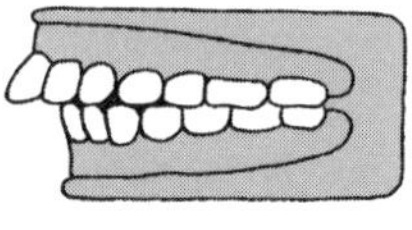

〝出っ歯〟といわれ、奥歯を合わせたときに上の前歯が前方に突き出している状態。上の前歯が傾斜して突出している場合と、下あごに比べて上あごが大きい場合がある。

②下顎前突《かがくぜんとつ》

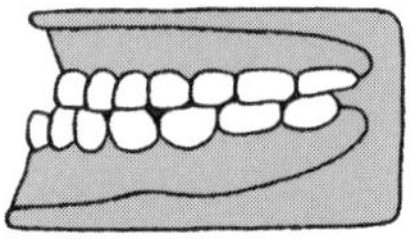

〝うけ口〟といわれる状態で、「反対咬合」ともいう。下の前歯が上の前歯より前に出ているために、うまく噛めないだけでなく、発音にも影響がある。

③叢生《そうせい》

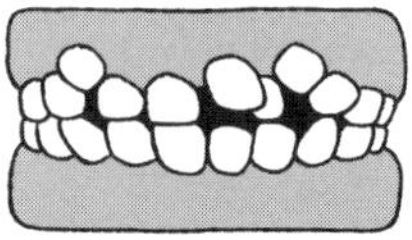

一般に〝八重歯〟とか〝乱ぐい歯〟といわれている状態。歯の幅は標準的な大きさなのにあごが小さい場合や、逆にあごに対して歯の幅が大きい場合などに起こる。

④正中離開

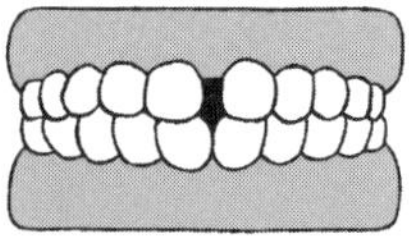

上あごの真ん中の歯に隙間がある〝すきっ歯〟のこと。原因はさまざまですが、正しい発音ができなかったり、磨き残しにもつながり、歯周病や虫歯のリスクが高まる。

⑤開咬《かいこう》

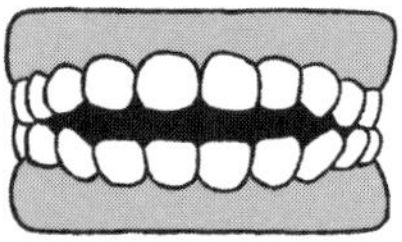

奥歯では噛んでいても、上下の前歯は接触せずに上下の歯の間に隙間ができた状態。前歯で食べものを噛み切れないだけでなく、舌が出てサ行やタ行の正しい発音ができない。

⑥交叉咬合《こうさこうごう》

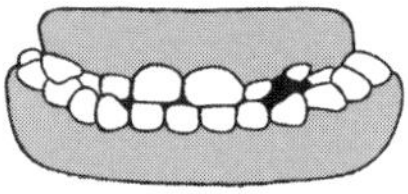

上下の歯を噛み合わせたときに、どこかで上下の歯列が交叉している状態で、「クロスバイト」や「すれ違い咬合」とも呼ばれる。

⑦過蓋咬合《かがいこうごう》

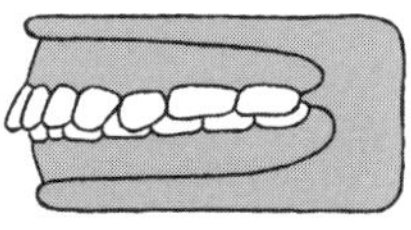

前歯の噛み合わせが深く、下の前歯が上の前歯に覆われている状態。下あご全体が後方へ押し込められて運動が大きく制限されるため、顎関節症になりやすいといわれる。

⑧切端咬合《せったんこうごう》

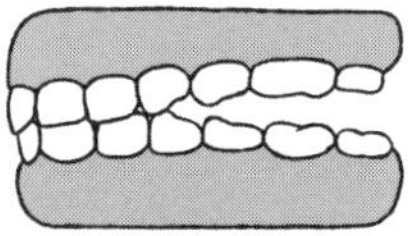

上の歯が下の歯を覆わずに、上の歯と下の歯の間に本来あるはずのスペースがなく、上下の歯の先端がちょうどあたる状態。「毛抜咬合」や「鉗子状咬合」などとも呼ばれる。

不正咬合のトラブル「咬合性外傷」って⁉

不正咬合によるトラブルの中でも、もっとも多くみられるのが「咬合性外傷」です。

咬合性外傷とは、名前のとおり噛み合わせが原因で、口の中や周囲の組織が傷ついた状態です。特定の歯に過度の力（咬合力）がかかり、歯周組織（おもに歯を支えている歯槽骨や歯ぐき、歯根の表面についているセメント質や歯根膜、あごの関節など）が損《そこ》なわれます。

咬合性外傷の症状としてまず挙げられるのが、噛んだときの歯の痛みです。歯の摩耗《まもう》や動揺、歯ぐきの腫れ、知覚過敏、詰め物や被《かぶ》せ物が外れるといった症状もよくみられ、ひどくなると痛みでものが噛めなくなることもあります。

また、咬合性外傷とよく似た言葉に「外傷性咬合」がありますが、これは咬合性外傷を起こしやすい噛み合わせのことです。外傷性咬合が原因となって歯周病を引き起こすことはありませんが、いったん歯周病になると症状を進行させる重要な因子のひとつです。

外傷性咬合を修正し、安定した噛み合わせを保つことで、咬合性外傷によって悪化した歯周組織の破壊を軽減することができます。

噛み合わせがからだに及ぼすさまざまな影響

噛み合わせとともに歯周病の大きな要因となるのが、「からだの歪《ゆが》み」です。からだの歪みというと骨盤が有名ですが、腰だけでなくスマートフォンやＰＣを長時間見るためにうつむく姿勢が続き、頚椎がまっすぐになってしまう「ストレートネック」や、左右の脚の長さが異なる「脚長差」など、さまざまな歪みがあります。

私たちのからだには、２００個以上の骨があり、それぞれが軟骨や筋肉、腱などでつながっているため、ひとつの骨がずれたり、左右がアンバランスになることでからだ全体が歪み、さまざまな影響を及ぼします。

たとえば、噛み合わせがずれると、上あごと下あごがしっかり合わなくなり、噛みにくいところでは自然と噛まなくなって咀嚼筋への力のかかり方が不均等になり、噛みグセが生じます。このクセが続き、左右の偏《かたよ》りが大きいと、次第に頭の軸が傾いて頚椎がずれます。からだの中でもっとも上にあり、重い頭部のバランスが不安定になると、からだは無意識にバランスをとって、なんとかそれを正そうとします。

図4 ■噛み合わせがおよぼすからだの不具合

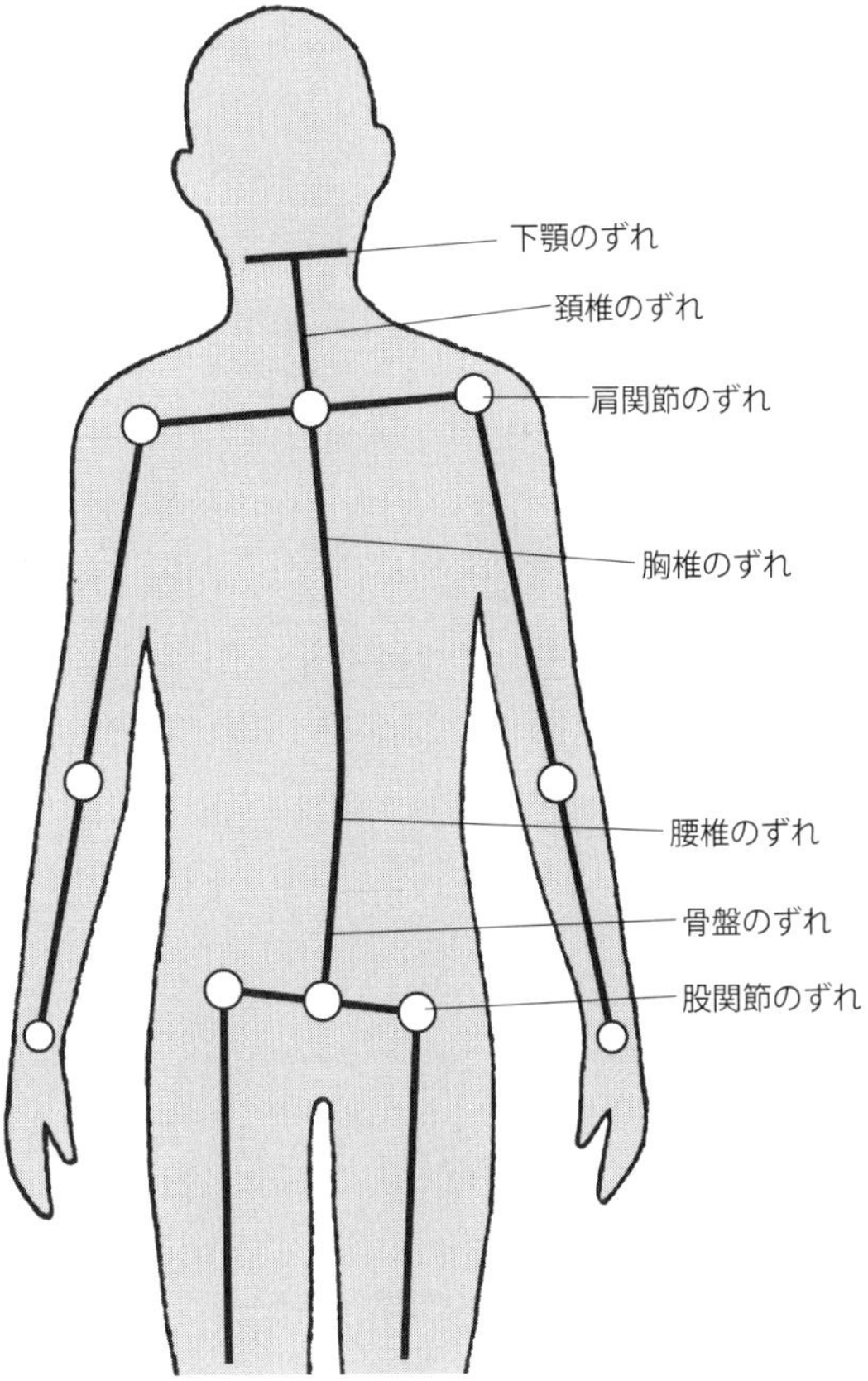

不正咬合が発生（噛み合わせ）➡顎関節がずれる➡頚椎がずれる➡胸椎がずれる➡肩関節がずれる➡腰椎がずれる➡骨盤・仙骨関節がずれる➡股関節がずれる➡自律神経のバランスが乱れる。

すると今度はあごから肩につながる広頸筋に負担がかかり、緊張が生じます。さらに、あごの位置がずれることで首の後ろの筋肉も緊張して首の骨を圧迫し……と、次々とバランスを崩し、背骨、坐骨、ひざへと連鎖反応を起こして歪みや痛みといったさまざまな問題につながるのです。そして、筋肉に過度な力がかかり続けると、やがては骨格まで歪み始め、最終的には神経や内臓にまでダメージを与えてしまいます（図4）。

このように、噛み合わせの悪さが原因となって起こるからだのトラブルは、頭痛や肩こり、めまい、立ちくらみ、耳鳴り、眼の痛み、腰痛、手足のしびれ、膝関節痛、イライラなど、実に多様です。

最近では、自律神経のバランスが乱れることが原因で心身にさまざまな症状が現れる「自律神経失調症」も、不正咬合が原因のひとつとされています。あごのずれや頸椎の位置の異常が椎骨動脈の血行不良のもととなり、自律神経をつかさどる視床下部がダメージを受けて自律神経のバランスがくずれてしまうことが、原因のひとつと考えられているためです。

自律神経失調症は、神経質な性格やまじめで几帳面な人に現れることが多く、ストレスを感じると歯を食いしばるクセのある人が少なくないことも、噛み合わせと自律神経失調症には深い関係があることを示しているといわれます。

「食いしばり」も歯周病を悪化させる

噛み合わせとともに歯周病の大きな間接的要因となっているのが「食いしばり」です。人は普通、ものを噛むとき以外は歯と歯を浮かせていますが、食いしばりがある人は常に力が入っているため、噛み合わせの力に対抗するように骨が発達し、噛み合わせがずれてしまいます。そして歯周病の原因となり、悪化を招くのです。

「食いしばり」というと、重い荷物を持ち上げるときのように、全身に力を入れて思いきり奥歯を噛みしめる様子を思い浮かべますが、実は、軽く歯を接触させているだけで歯には相当な力がかかっています。

歯は、人体の中でももっとも強い力が加わる部位で、歯を食いしばると奥歯には平均で60㎏、人によっては１００㎏もの力が加わることもあるといわれます。

ただしそれは食事の間など、１日の中でもわずかな間のことだけです。会話や食事のときに起こる歯の上下の接触は、１日平均20分程度といわれ、何もしていないときは上下の歯は接触していないことが理想です。

無意識に食いしばる「クレンチング症候群」とは!?

ところが、ストレスなどが原因で、無意識に歯を強く食いしばってしまうことがクセになっている人がいます。このクセを「クレンチング症候群」といいますが、無意識に食いしばりを続けていると、歯やあごへ大きな負担がかかり、歯の摩耗や亀裂《きれつ》、破折《はせつ》、歯の動揺をはじめ、さまざまなトラブルを起こすようになります。ひどくなると咬筋が発達してエラのようになり、顔貌が変化することもあります（図5参照）。

当然、歯周病の発生や悪化を招くこともわかっているため、痛みや違和感がある場合は早めの治療が必要です。

ただし、初期の段階や軽度の場合は自分で予防・改善することが可能なので、自分のクセを自覚して「上下の歯が接触しないことを常に意識する」「肩・首まわりの筋肉をストレッチなどでほぐす」「口の中をマッサージする」などの方法を続けてみましょう。適度な運動や良質な睡眠や入浴など、からだをリラックスさせることも必要です。

セルフケアで改善しない場合は、マウスピースをつけることで歯を保護します。

図５■歯の食いしばりは顔のトラブル

食いしばりは顔のフェイスラインの崩れにもつながる。

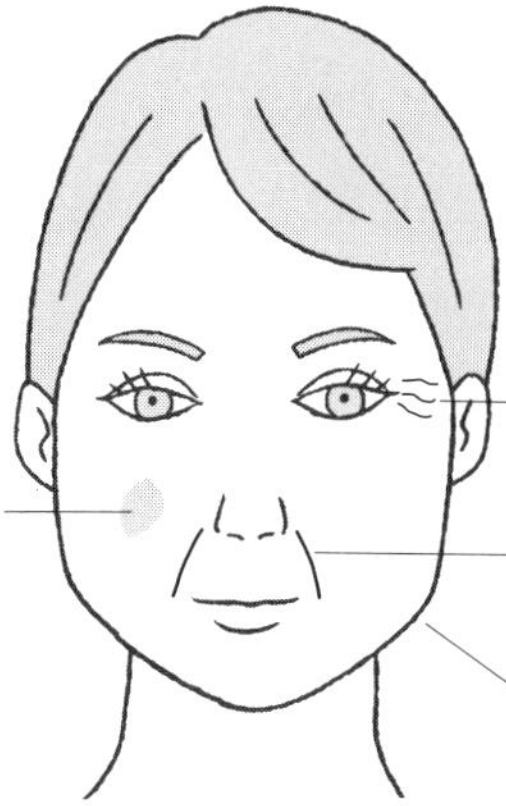

クレンチング症候群をセルフチェックしよう！

クレンチング症候群は、自覚症状のないことがほとんどですが、次のようなことが思いあたる場合は要注意です。

- □ 上下の歯の噛み合わせ面がすり減って平らになっていないか
- □ 歯と歯肉の境目に削り取られたような傷がないか
- □ 舌の側面に歯形がついていないか
- □ 歯に接する頬の内側に白い線がないか
- □ 耳の穴から１センチほど手前にあるあごの関節を押すと痛みがないか
- □ あごのエラの部分の筋肉に痛みを感じないか

クレンチングより怖い、歯列接触癖（ＴＣＨ）

また、クレンチング症候群ほどではないものの、何かの作業をしているときに長時間上下の歯を接触させている人がいます。この軽い歯の接触を含めたこのクセは、「歯列接触癖（ＴＣＨ）」と呼ばれます。

ＴＣＨ（Tooth Contact Habit）は東京医科歯科大学の研究者らが命名、発表したもので、同大学の調査では、顎関節症の患者の77％、一般の会社員の21％、中学生の11・４％（男性）、24・５％（女性）にＴＣＨがみられたといいます。

「歯の接触程度ならたいした問題はないだろう」と思いがちですが、先に述べたように、軽く接触するだけで歯には相当な負担がかかっています。しかも、強い食いしばりは長くは続きませんが、歯の接触は、気づかないうちにずっと続いてしまうこともあります。

ＴＣＨで歯と歯が接触し、筋肉が緊張する。血管が収縮して血流量が低下。接触が長時間にわたれば筋肉は疲労し、肩こりやあごの痛み、歯や舌の痛み、歯周病の悪化などを引き起こします。

TCHをセルフチェックしよう！

□姿勢を正してまっすぐ前を向き、目を閉じ、唇を軽く閉じたまま、上下の歯が接触しないように軽く離す。

この状態で、口やあごのまわりに違和感があったり、5分間そのままで維持できそうにないようであれば、TCHの可能性が高いと考えられます。

TCHの改善策として、普段から歯を合わさないように意識することが肝心ですが、無意識に歯を接触してしまいそうな場所に「歯を合わせない」と書いた張り紙をするのもひとつの方法です。

しかし、この方法はセルフケアが主体となるため、根気が必要です。TCHは交感神経が優位のストレスが大きな原因として考えられますので、ストレス発散ができる環境をつくることも大切です。

TCHが強い場合は、ボトックス注射をおこなう「ボツリヌス療法」と、軽度高気圧濃縮酸素療法の併用が効果的です。ボトックス注射で咬筋の緊張をやわらげ、かつ酸素ルームでの血流促進効果や筋肉疲労回復効果により、TCHだけでなく食いしばりや、歯周病の改善に有効性があるとされています（詳細は157ページ参照）。

第3の歯科疾患と呼ばれる「顎関節症」

顎関節症は、「あごが痛む」、「口が大きく開かない」、「口を開くときに耳のつけ根のあたりで音がする」など、顎関節や周囲の筋肉に痛みや動きの異常などの症状があり、そのためかたいものが食べられない、大きなものが食べにくい、また、あごの音が煩《わずら》わしいなどの不便が起こる病気です。原因はさまざまですが、今や歯周病や虫歯と並ぶ〝第3の歯科疾患〟ともいわれ、学校歯科検診にも取り入れられています。患者は女性に多く、10代後半から増加して20〜30代で最大となり、その後は年齢とともに減少します。

顎関節は、頭蓋骨とあごの骨（下顎骨）をつなぐ関節で、耳のすぐ前に位置し、左右2ヵ所の関節が同時に動いてあごを動かしています。関節の中でももっとも複雑な動きをするもののひとつで、蝶番《ちょうつがい》のように開閉するだけでなく、前後左右にずらすこともでき、咀嚼中は大きな圧力がかかることもあります。

顎関節には「関節円板」と呼ばれる結合組織があり、頭蓋骨と下顎骨がこすれないよう、クッションの役割をしています。

図６■顎関節の構造

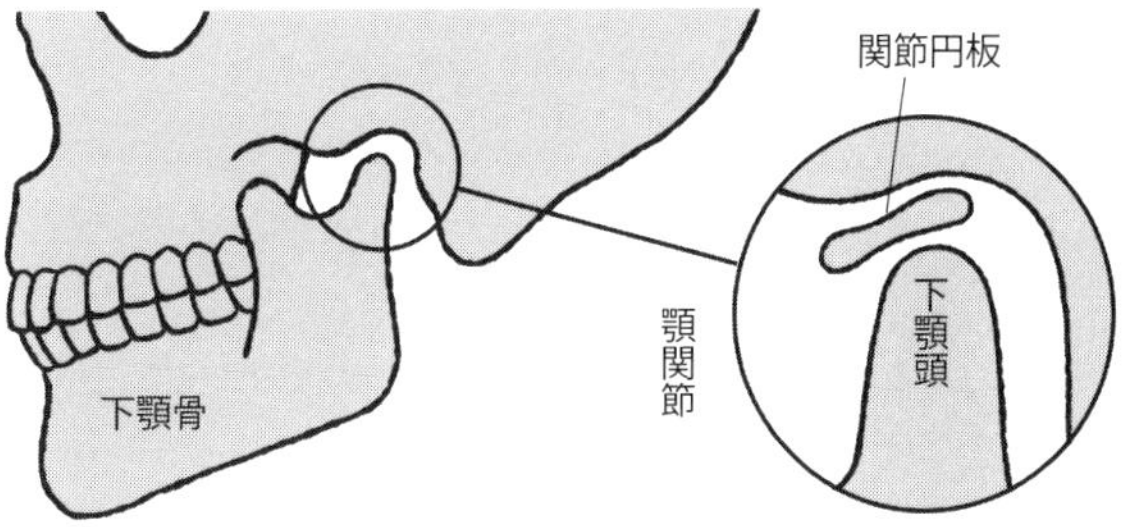

図７■顎関節症のメカニズム

音が出る場合

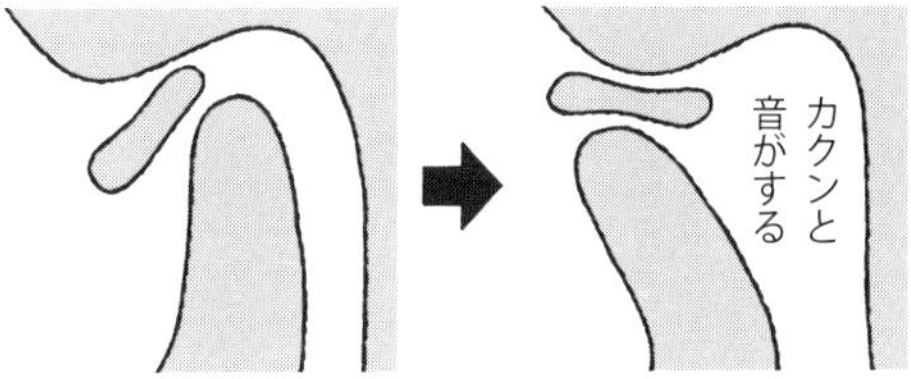

関節円板が前方にずれて下顎頭にひっかかり「カクン」と音が出る。

口が開かない場合

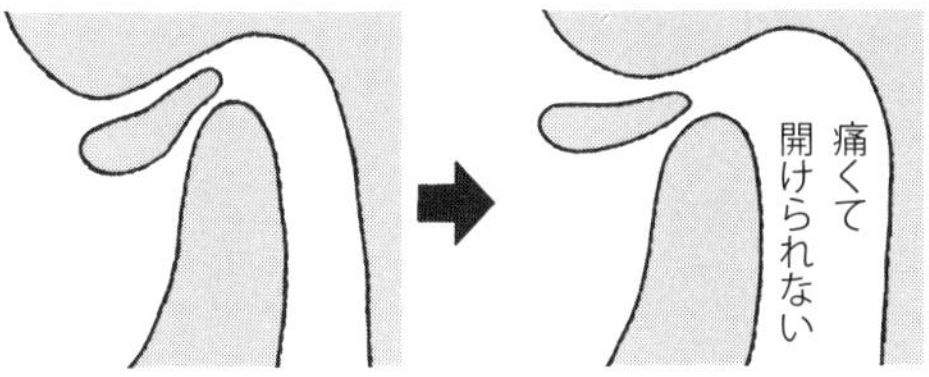

関節円板がずれてひっかかりが強く、下顎頭の動きが妨げられ、口が開かなくなる。

顎関節症は生活習慣病

顎関節が正常な場合、上下の前歯の間に人差し指・中指・薬指の3本を縦に揃えて口に入れることができますが、顎関節症の人は通常ここまで口が開きません。また、顎関節には痛みがないものの、下あごを動かすと筋肉がうまくはたらかなくなり、口を開けようとすると頬やこめかみの筋肉が痛んだり、あるいは口を開けようとすると顎関節が痛むなど、症状もさまざまです。さらに、わずかながら顎関節を形成している骨が変形する場合もありますが、これは病歴が長かったり高齢者に多くみられる症状です。このほかにも、頭痛や咀嚼筋の圧痛、首と肩の痛みとこわばり、めまい、耳の痛み、睡眠障害などを起こします。

顎関節症は、長らく「噛み合わせの悪さ」が原因と考えられていました。しかし、現在は理由をひとつに絞ることができない「多因子病因説」が優勢です。

顎関節症のおもな要因として、筋肉の痛みと緊張、歯の食いしばり、歯ぎしり、遺伝性の骨の病気などの全身疾患、感染症などのほか、運動不足、ストレス、姿勢の悪さ、睡眠障害、歯の喪失による噛み合わせの問題など、まさに生活習慣病ともいえます。

図8 ■初期の顎関節症をセルフケアしよう！

①咬筋マッサージ

歯を軽く噛みしめると、あごのつけ根辺りに筋肉が出ます。その筋肉を人差し指などで反時計回りに回しながら、ほぐしていきます。強くすると逆効果になるので注意。

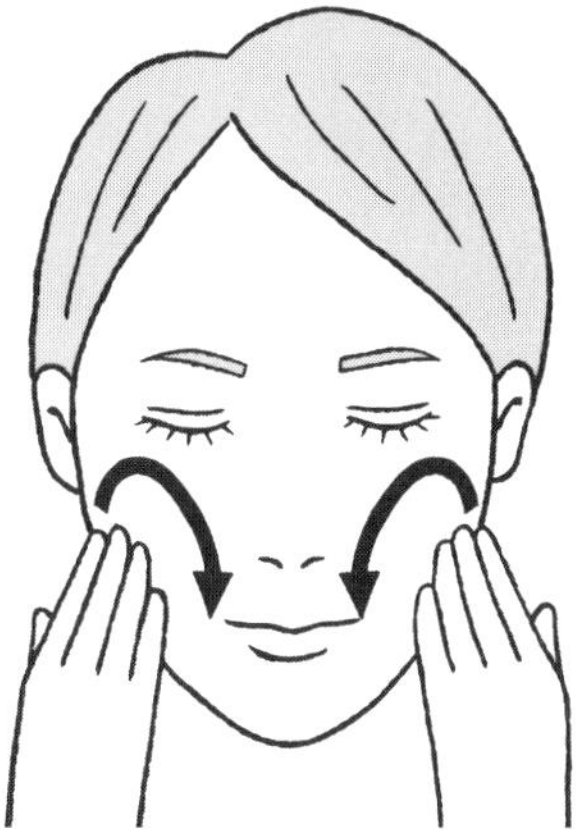

②口を開けるストレッチ

上を向き、手で口の両側をすぼめ、上下に大きく口を開きます。開口時に痛みがある場合は無理をしないでください。5秒程度開けて、閉じます。3回繰り返してください。

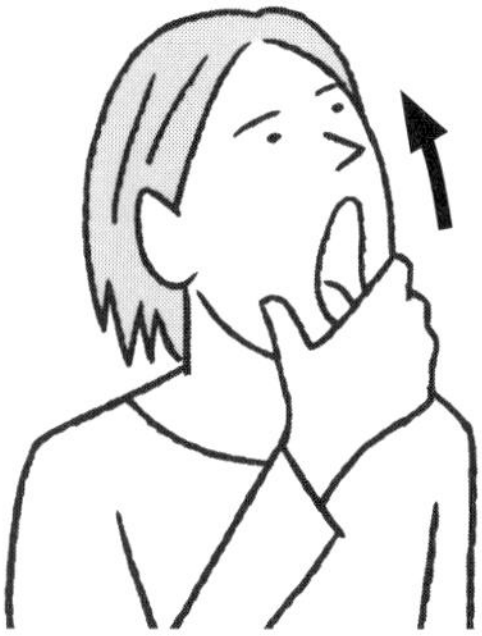

食いしばりだけでなく呼吸機能を改善する口腔内装置「SPP」

監修：医療法人社団オーラルプロデュースノーブルデンタルオフィス　亀井勝行理事長

歯科においては、オーラルアプライアンス（OA）という口腔内に入れる装置を作成することがあります。一般的なのは、歯ぎしり対策や顎関節症の治療時に作成されるスプリントと呼ばれるものです。さらに、医科と連携し睡眠時無呼吸症候群の治療時に使用されるスリープスプリントも最近増えてきている装置です。これらのOAは健康保険の適応となっているものがあるため普及しております。

そのほか、スポーツのときにいれるスポーツマウスピース、歯列矯正のために使用するアライナーや拡大床とよばれる矯正装置。虫歯、歯周病予防のために3DSと呼ばれる除菌治療のためのOAなど、多種多様なOAが症状に合わせて歯科医院で作成されています。

中でも、呼吸の機能を改善する目的で作成されるSPP（Super Parabola Plate）というOAが今、注目を浴びています。日本歯科大学丸茂義二《まるもよしつぐ》名誉教授が考案されたもので、特殊なトレーニングを受けた歯科医師がいる歯科医院でしか制作できませんが、「舌骨《ぜっこつ》」

という骨に注目し、舌骨の位置改善によって、呼吸機能の向上、改善を目指した装置です。舌骨は舌根の下、あごの真下に位置し、U字形で、ほかの骨と関節を持たない独立した骨で、頚部の舌骨上筋群と舌骨下筋群に付着しています（図9）。この筋群は、呼吸筋の横隔膜とも連結し呼吸機能への影響を及ぼします。

低位舌《ていいぜつ》といって舌が正常な位置よりも低い位置にあると、からだにさまざまな悪影響を及ぼしますが、呼吸機能の低下もみられ、呼吸がしにくくなります（図10）。そこで、このSPPを口腔内に入れることで、口腔内から見て相対的に低位にあった舌が適切な位置に移動、それによって、舌骨、呼吸筋　呼吸補助筋などが連動し、呼吸が改善するのです。

呼吸にはさまざまな筋肉が協調してはたらき、空気を吸うときは横隔膜や外肋間筋が収縮し、胸郭《きょうかく》が膨らみ肺の中に空気が入り込みます。呼吸の質をよくすると、血液の中の酸素飽和度が上昇し、肺活量が増えて、からだに有益な状態をもたらします。

SPPの効果としては、姿勢や睡眠の改善もあり、姿勢は顎関節症に関する諸症状の食いしばりや歯ぎしりの改善に関与し、睡眠時無呼吸症候群にも及びます。特筆すべきことはこのSPP装置は口腔内に入れると即時に効果がみられることです。

◆ http://www.noble-dental.jp/

図 9 ■舌骨筋群

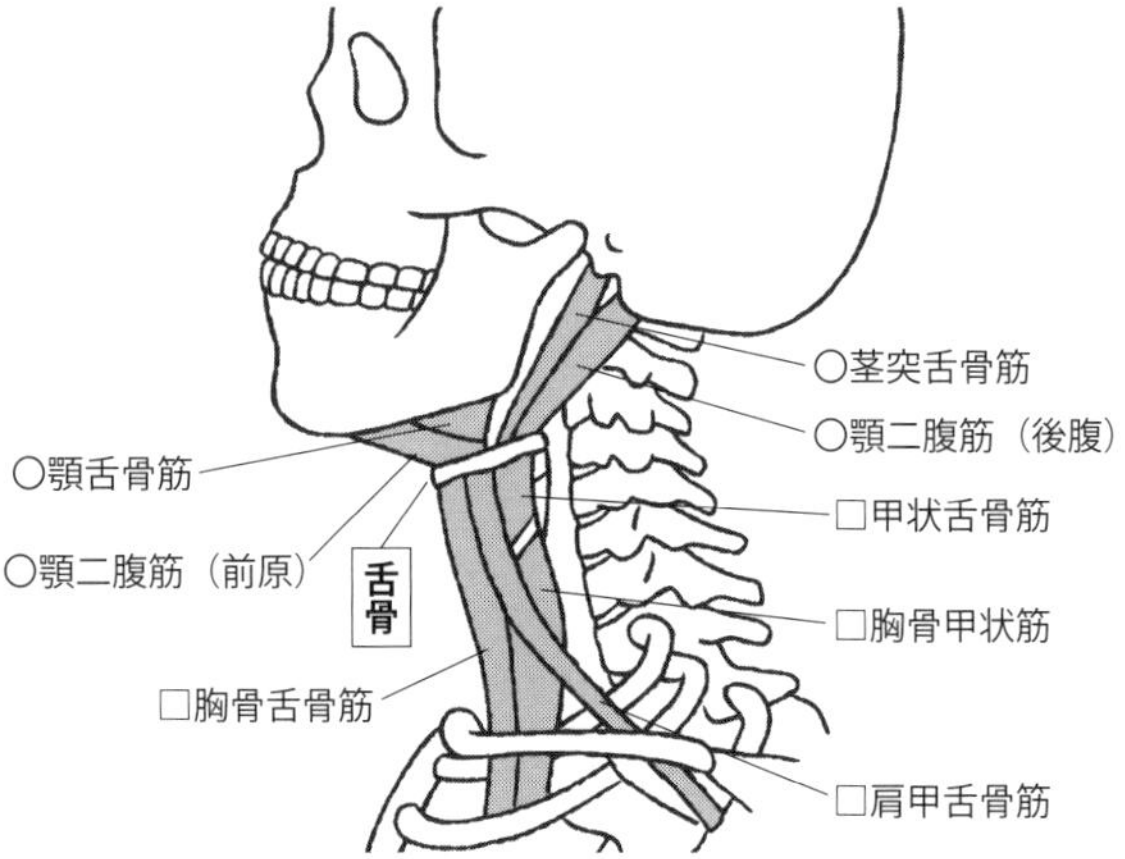

○舌骨上筋群　□舌骨下筋群

図 10 ■低位舌

正常な舌の位置　　**舌が下がっている位置**

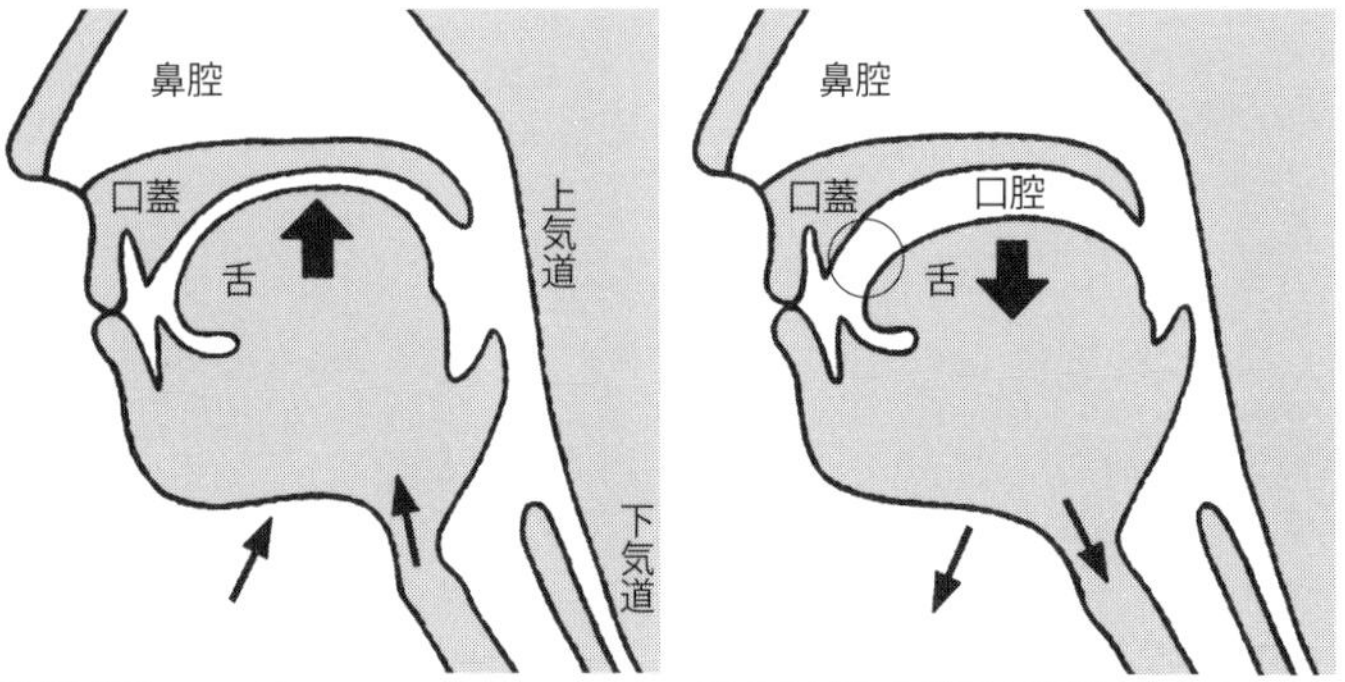

舌が口蓋について、
気道が空いて息がしやすい。

舌の先が上の前歯の裏側、それよりも下について、気道を圧迫して息がしづらい。

ボツリヌス療法で食いしばりや顎関節症を改善

歯や歯ぐきに痛みがなくても、寝ているときの歯ぎしりや、歯のすり減りによる噛み合わせの不具合は、全身にさまざまな悪影響を与えます。歯ぎしりや歯のすり減りの原因は、噛む力が強すぎることが原因といわれます。また、なかなか治らない出血や歯ぐきの腫れ、入れ歯の不調などは、咬合力の強さが原因のことがあります。

そこで、歯を食いしばる力を弱める方法として、「ボトックス注射」を推奨しています。

この注射を打つ、ボツリヌス療法に使われるボツリヌストキシンは、ボツリヌス菌のつくり出すボツリヌス毒素という天然のタンパク質で、筋肉の収縮を弱めるはたらきがあります。ボツリヌストキシンをごく微量含有する筋弛緩作用のある薬剤を、緊張している筋肉に注入することでその筋肉をリラックスさせる方法です。

もちろん、毒素といっても菌そのものを注射するわけでなく、天然のタンパク質からできた毒素を分解・生成したもので、ボツリヌス菌の菌体やその成分などは一切含まれず、少量のため、副作用をきたすことはありません。

ボツリヌス療法の効果

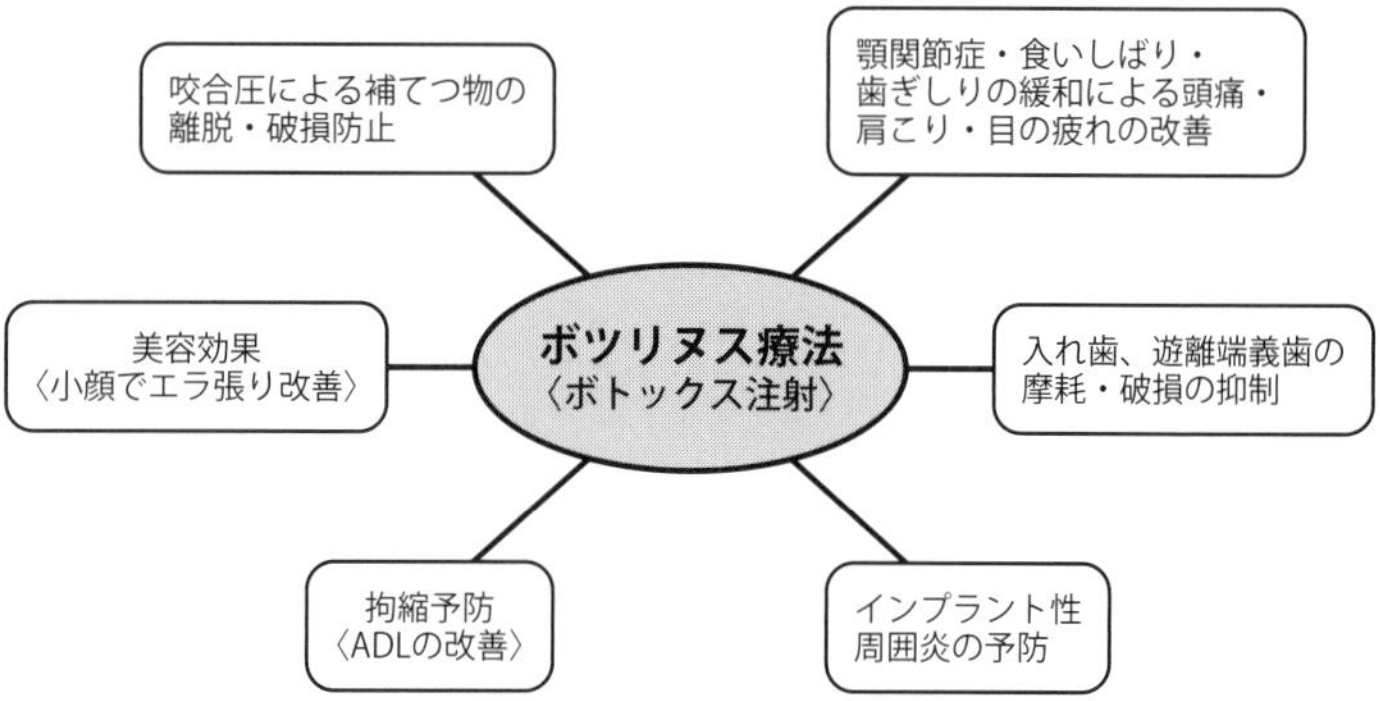

最近では、シワ取りなどの美容術として有名ですが、ボツリヌス菌が治療に用いられたのは１９７０年代後半で、アメリカで斜視の治療に用いられたことが始まりでした。

強い噛みしめには、あごまわりの筋肉（咬筋）が大きく影響し、噛みしめを弱めるには咬筋の緊張をほぐすことが必要ですが、「噛む」という行為は無意識でおこなわれているため、自分で弱くすることはできません。

そこで、噛みしめが強すぎる場合などにはボトックス注射によって注射した部位の筋肉をはたらかないようにすることで、強すぎる筋肉を緩め、食いしばりや歯ぎしり、顎関節症などの改善に効果を上げています。

ボツリヌス療法と整体・軽度高気圧濃縮酸素療法で効果倍増！

最近では、ボツリヌス療法をおこなう歯科医院もずいぶんと増えてきましたが、私の医院では、ボトックス注射と、噛み合わせを取る前に整体の先生に来ていただき、全身を矯正してもらい、さらに酸素ルームに入る軽度高気圧濃縮酸素治療をおこないます。

多くの人が、歯科医院で被せものや詰めものを装着する際に、赤い咬合紙（カーボン紙）を「カチカチしてください」といわれて、噛み合わせを調整した経験があると思います。これは、咬合紙の色のつき具合で咬合力が均等かどうか、上下の歯が強くあたっている部分はないかをチェックする検査ですが、もし患者の上顎骨に対する下顎骨の位置や頚椎が歪んでいて、間違った噛み合わせで噛んでいたとしたら、間違った位置で調整していることになります。この咬合調整が顎関節症の原因となり、万病のもととなる、という歯科医もいるほどです。そこで整体でからだの歪みを調整してもらい、さらに、軽度高気圧濃縮酸素ルームに入ることで、血液内の溶存酸素が増え、血流が改善し、緊張していた筋肉疲労が改善するという効果を狙ったのです。

ボツリヌス療法の効果

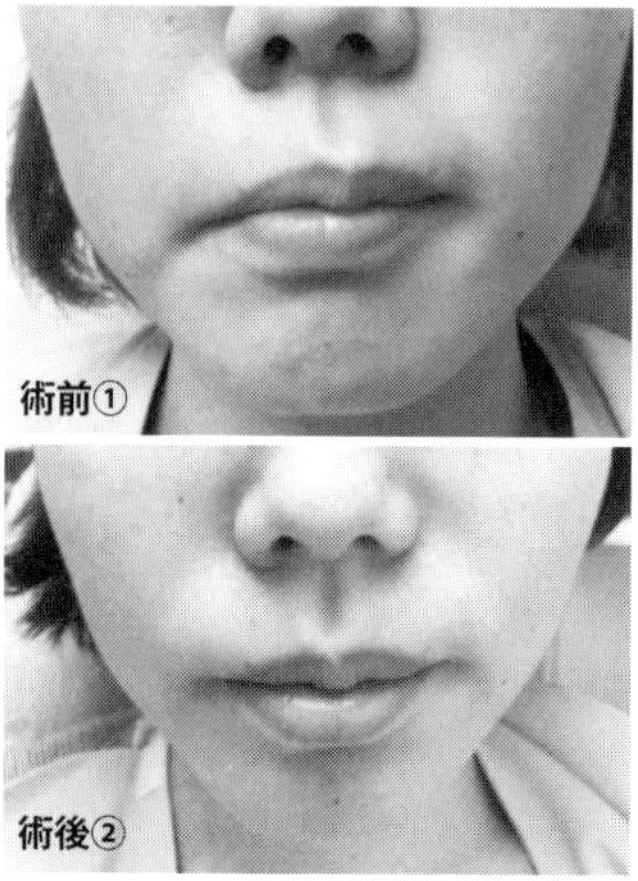

右側の口角が下がっていたが、咬筋をゆるめることで左右が正常に。

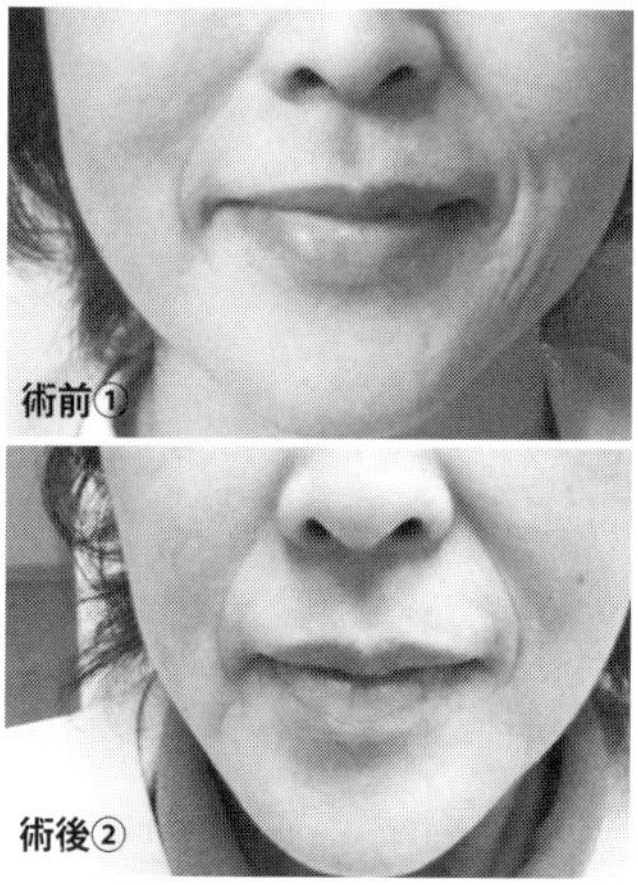

咬筋が硬直、ボツリヌス治療を施し口元が正常になり、エラの張りが消えて小顔に。

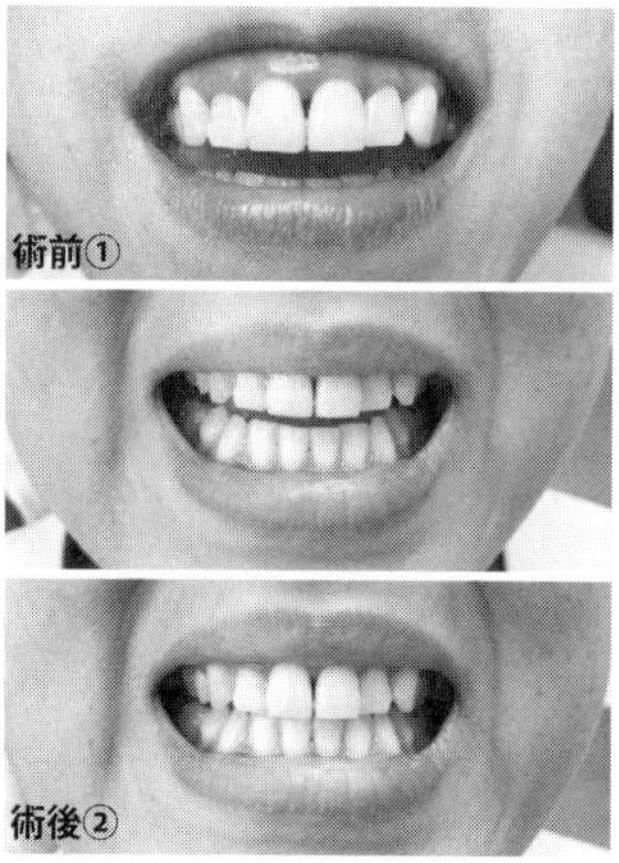

咬筋、口輪筋など口まわりの緊張をほぐすことで、見えていた歯ぐきも隠れ、上下の歯の位置も正常に。

ボツリヌス療法に寄せられた患者の数々の声

73 歳・女性
入れ歯が痛くて食事ができなかったのですが、痛みがなくなり。食事もできるようになりました。

70 歳・女性
噛む力が強いため、前歯が欠けたり、擦り減ったりして歯ぐきが腫れていました。ボトックスを入れてから一番良かったことは、歯ぐきの腫れが引いて、出血もなくなりました。

38 歳・女性
注射後からすぐに肩こり、目の疲れが楽になりました。歯が染みることもなく、あごの音もしなくなり、朝起きたときの疲労感もなくなりました。

40 歳・女性
強い食いしばりであごが痛くなることが多く、朝起きたときも痛みを感じることもありました。ボトックス注射をしてからは強い食いしばりも軽減されだいぶ楽になりました。

27 歳・女性
エラ・おとがいにボトックス注射を打ちました。食いしばりのくせが強く、エラの筋肉もものすごく張っていたのですが、改善され、もっと早く打てばよかったと思いました。肌もきれいになった気がします。おとがいもボコボコが少し良くなりました。

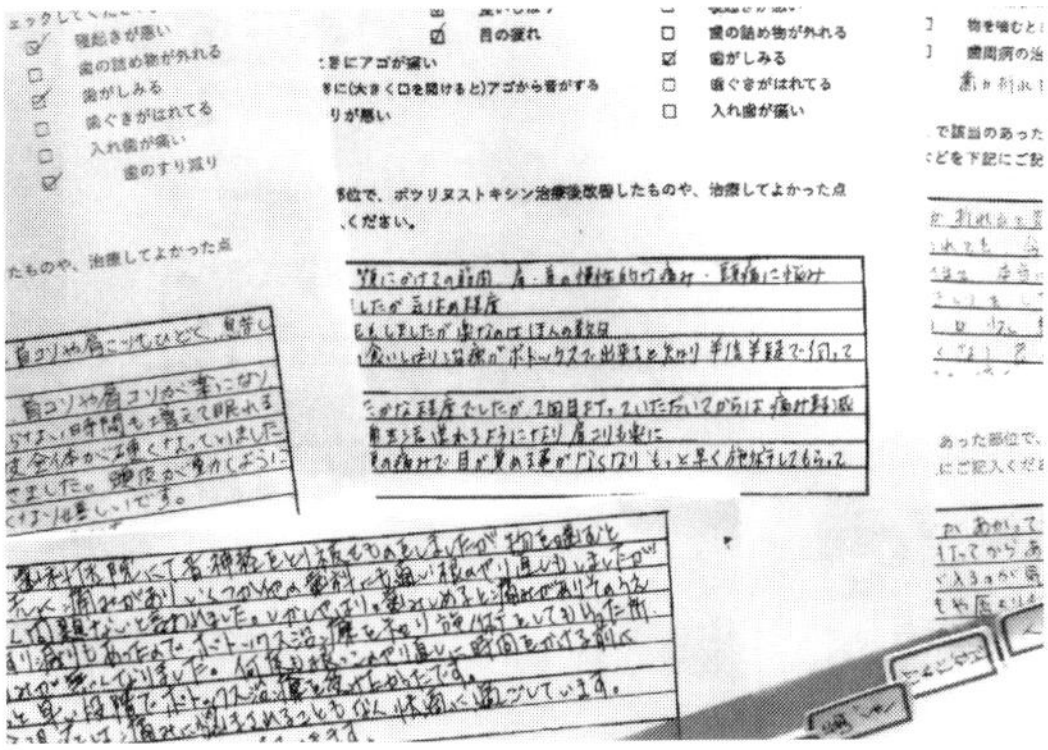

◆ボツリヌス療法に関する問合せ
のもとデンタルクリニック　☐03-3788-8148
https://dentalnews.jp/

子どもの「口ぽかん」の治療にも有効！

また、このボツリヌス療法では思わぬ効果も現れました。たとえば、以前から肩こりと食いしばりに悩まされ、整体に通っても肩甲骨に手が入らないため、施術がなかなかうまくいかなかった人に、背中と肩にボトックス注射したところ、楽に施術を受けられるようになったのです。筋肉が緩んだ結果、すんなり手が入るようになったのでしょう。

また、朝起きるとあごが痛み、口を開けると〝ガクン〟としてきた、というお子さんがいて診たところ、噛む力が強かったため、口が開いていわゆる〝口ぽかん〟の状態でした。口ポカンは口呼吸を促し、歯並びや骨格が悪くなるだけでなく、酸素を十分に取り込むことができないために、睡眠が不十分になりがちで、集中力も散漫になります。

高学年になってくると確実に記憶力に差が出て、学力低下をきたし、口呼吸が慢性化すると認知症の発症までつながる可能性があるのです。

そこで、軽度高気圧濃縮酸素療法で溶存酸素を増やすなどの、一連の療法で噛みしめと口呼吸の改善がみられました。自宅で簡単にできるストレッチも参照ください（図11）。

図 10 ■呼吸筋の種類

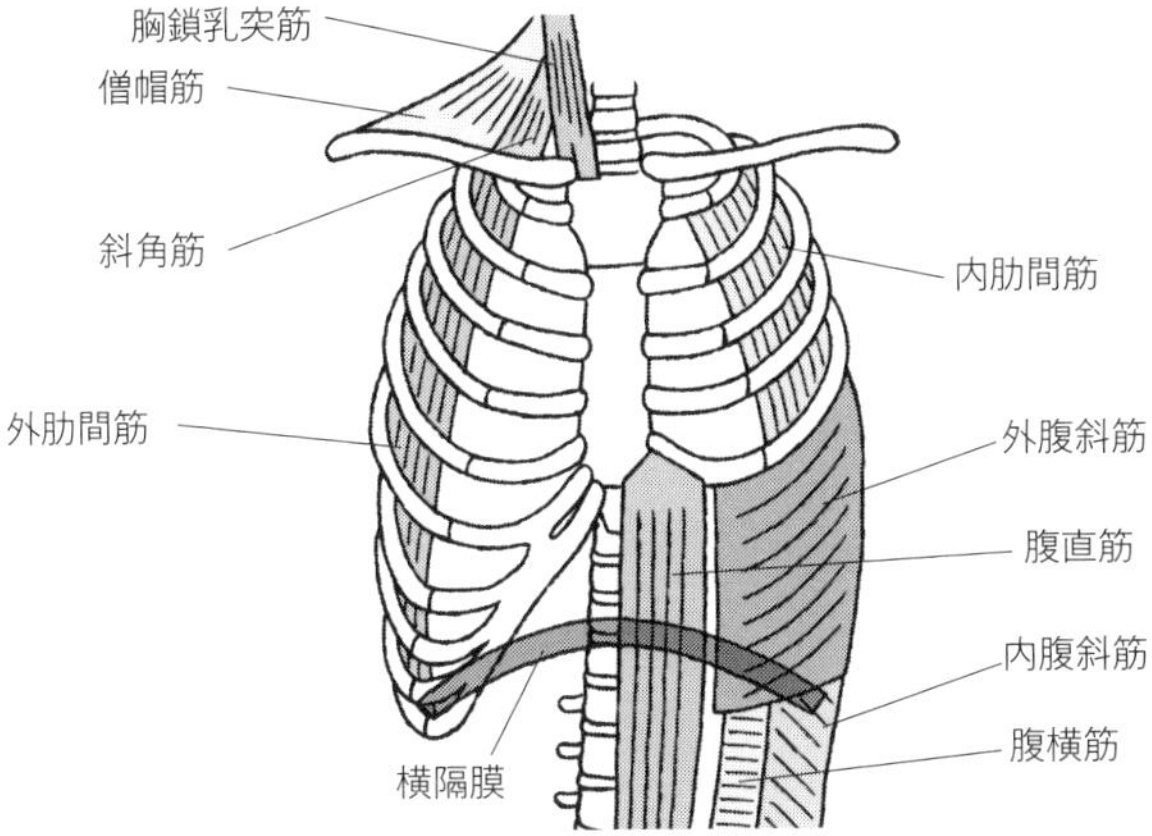

図 11 ■自宅でできる酸素を取り入れるためのストレッチ（肺ストレッチ）

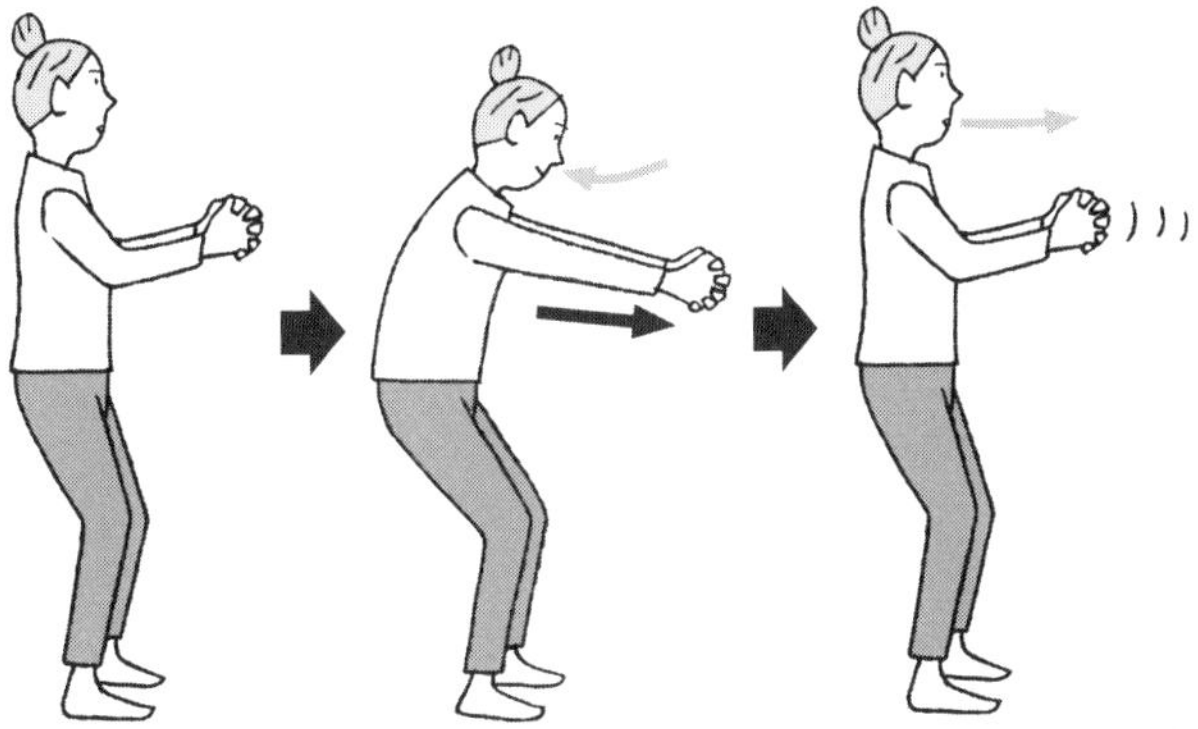

①足は肩幅に広げ、膝は軽く曲げて立つ。両手を胸の前で軽く組む。

②鼻から息を吸いながら、組んだ手を前へ伸ばしていく。背中は後ろへそらす（肩甲骨のあいだあたりの筋肉がぐっと伸びる感じを意識する）。

③思い切り吸いきったら、今度はゆっくり息を吐きながら手を胸に引き寄せていく。

コラム

マッスル of クラニオ

このマッサージは普段かたく緊張している頭皮をゆるませ、血液の循環を良くし、頭からあご、首までをリラックスさせます。もちろん、食いしばりや顎関節症にも効果がみられ、さまざまな経絡のツボを活性化させます。

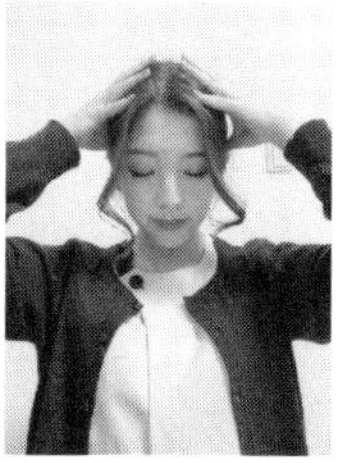

①両手を頭部の側面にあてて、親指は外耳付近に触れる。この状態で深呼吸し、リラックスする。

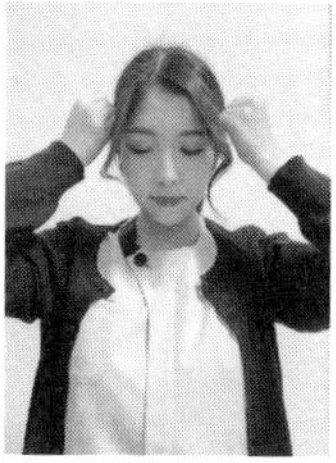

② 指 3 本 で 耳 の 上のリンパの一番 通 っ て い る と こ ろ を、 グ ル グ ル 押しながら回す。10~30 回 お こ な う。

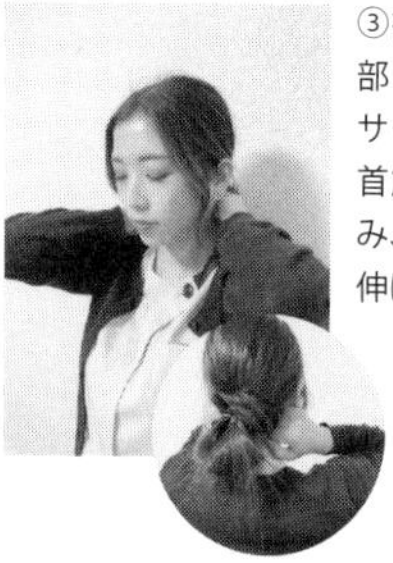

③指を握り、後頭部にあててマッサージする。次に首筋を片手でつまみ、最後に上下に伸ばす。

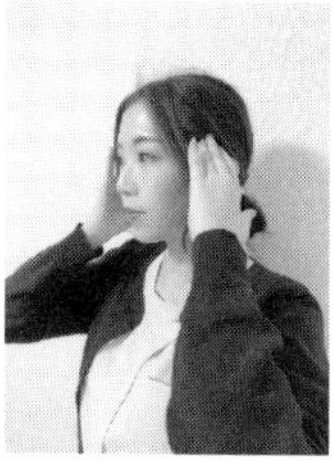

④側頭筋の走行に垂直の角度で押さえ、頭頂に向かってどんどん上げていく。

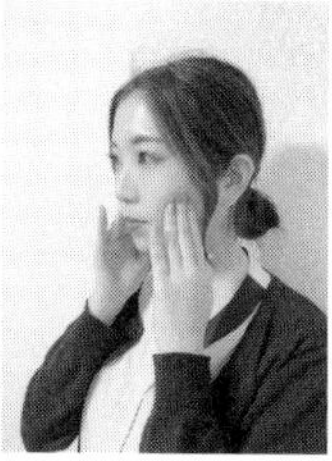

⑤咬筋を走行に沿って垂直に、指3本で上から下へとマッサージする。頬骨弓から咬筋に向かっておこなう。

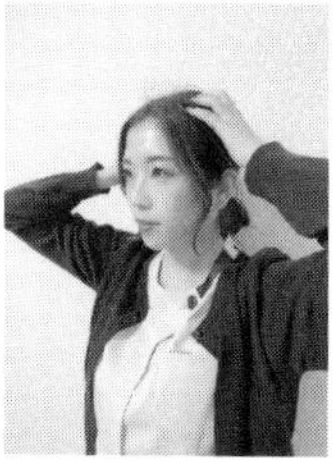

⑥最後に頭のリンパを温める気持ちで押し上げる。

コーディネーター・モデル：佐藤萌未（チャーミー歯科春日部）

第6章

口腔ケアの新しい道を拓く

酸素ルームの活用で口腔ケア

酸素ルーム内の「レオロジー効果」とは！

食いしばりや顎関節症の治療におけるボトックス注射と整体とのコラボに関しては前章で紹介しましたが、さらに軽度高気圧濃縮酸素環境の酸素ルームを組み合わせると、その効果は一段と向上します。

酸素ルームに入ることで、からだ全体に均一な圧力がかかり、生活習慣やクセなどで歪んだ骨格や筋肉の

酸素ルームの活用で口腔ケア

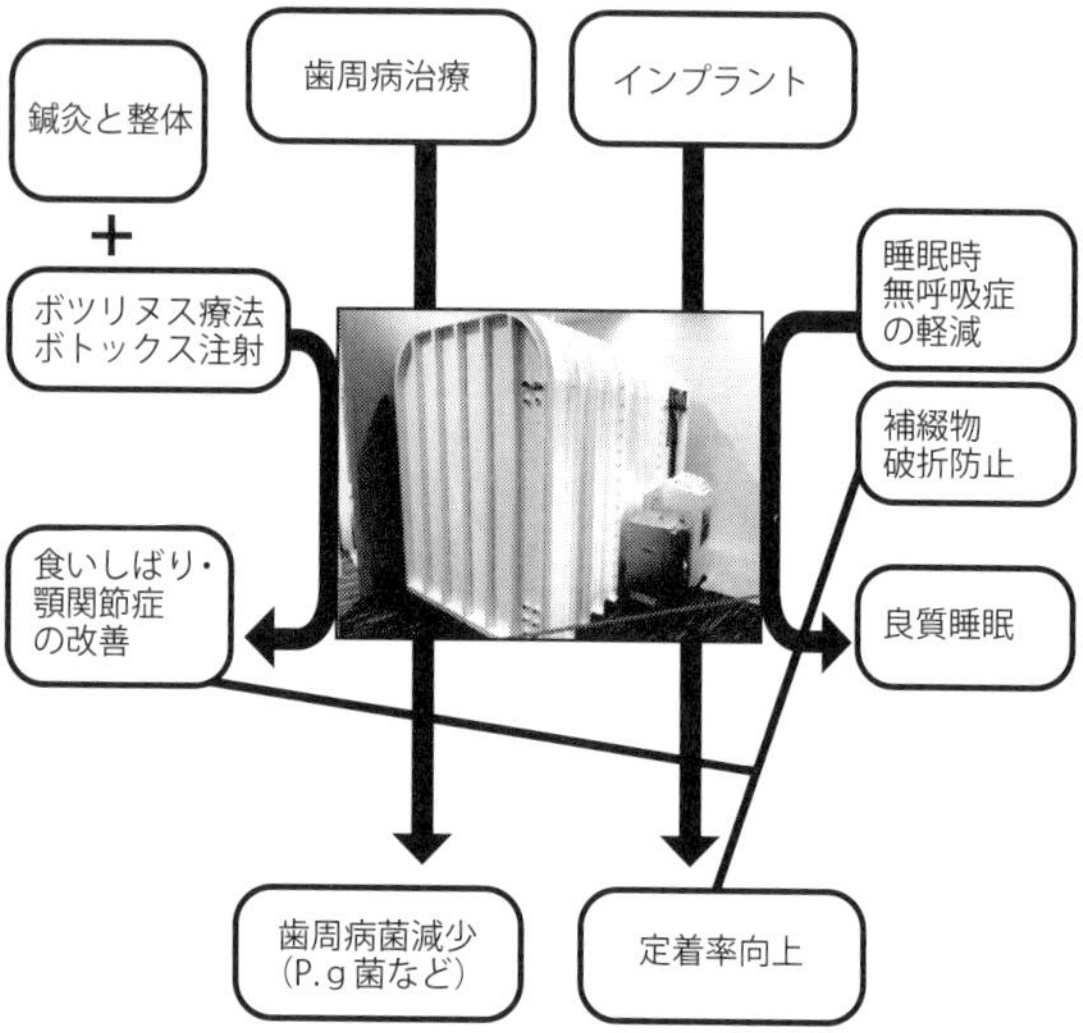

バランスを本来の形に戻す「レオロジー効果」を生み、整体とのコラボによっていっそう効果をアップすることがわかったのです。

このレオロジー効果は、健康器具では酸素ルームや酸素カプセルだけが可能な効果といわれ、たとえば出産後開いた骨盤も、酸素ルームに入ることでレオロジー効果による改善が期待できるなど、歯科治療以外にもさまざまな効果が期待されています。

ボツリヌス療法（ボトックス注射）と整体と酸素ルームとのコラボは、ほとんどの歯科医の方に驚かれます。しかし、酸素ルームの導入や整体とのコラボについては信頼できる医師にも相談していますし、少しずつではありますがエビデンスも集まってきています。

口呼吸や睡眠負債の解消に有効な酸素ルーム！

睡眠時無呼吸症候群（SAS）は、OAなどの器具を装着する改善方法が一般的治療となっていますが、さらに、軽度高気圧濃縮酸素環境も、体内の酸素を増やすことで患者が抱える口呼吸や昼間の強い眠気や疲労感、だるさ、倦怠感、集中力が続かない、などの症状改善に有効性があるとされています。

しかし、ＳＡＳは気道の器質的な問題が原因となるため酸素ルームで完治させることは難しく、あくまで日常生活で問題となる症状の対処療法のひとつですが、患者のＱＯＬ改善には大きな役割を果たしています。

東洋医療と酸素ルームで予防歯科！

歯周病や虫歯の予防のために、口腔ケアとともに注目を浴びているのが、東洋医学に代表される代替医療です。西洋医学の治療とは、検査で病気の有無を探り、その原因を取り除くことですが、これに対して東洋医学では、患者さんが本来もっているからだの「自然治癒力」を高め、病気を未然に防ごうという、予防医学の考え方が基本となります。

たとえば、東洋医学では患者さんの状態を視覚や聴覚、嗅覚、触覚などを駆使《くし》して情報を集め、診断しますが、なかでも舌の色や舌苔の有無やつき方をみる「舌診」は、重要な診察方法のひとつとなっています。薄い粘膜に覆われ、たくさんの毛細血管が集まる舌は、通常は見ることができない内臓の血液の状態や血流の変化を間接的に見ることができる場所であり、東洋医学では、「全身の状態が口腔に投影される」と考えられ、歯科大学などの口腔外科でも東洋医学を取り入れるところが増えています。

東洋医学における代表的な予防歯科としての治療には鍼灸《しんきゅう》、食養があげられます。

とくに、鍼灸治療には前述のボツリヌス療法と酸素ルームの使用を加えることで、その効果はさらに向上することもつけ加えておきます。

鍼灸で予防歯科！

ヒトのからだには多くのツボ（経穴）があり、その数はＷＨＯ（世界保健機構）では３６１穴とされています。東洋医学に「気血」という概念があります。気血とは一般的に考えられていますエネルギーのことで、この気血が流れる道を「経絡《けいらく》」といい、全身に12の特性をもった経絡があります（正経十二経）。ツボはこの経絡上の要所にあり、ツボに適切な鍼灸の刺激を与えることで、自律神経のバランスを整え、自然治癒力を高めます。

また、ツボを刺激することで鎮痛物質が体内に分泌され、歯痛などの痛みもとれる効果があります。経絡治療には、一般的に鍼灸（ハリ・お灸）、ツボ押しがおこなわれます。

予防歯科に効くツボ①

天髎《てんりょう》（手の少陽三焦経）

肩甲骨の上角の上にあるくぼみ

【効能】筋肉を緩め、関節の動きを良くし、肩こり、高血圧、不眠などを解消。

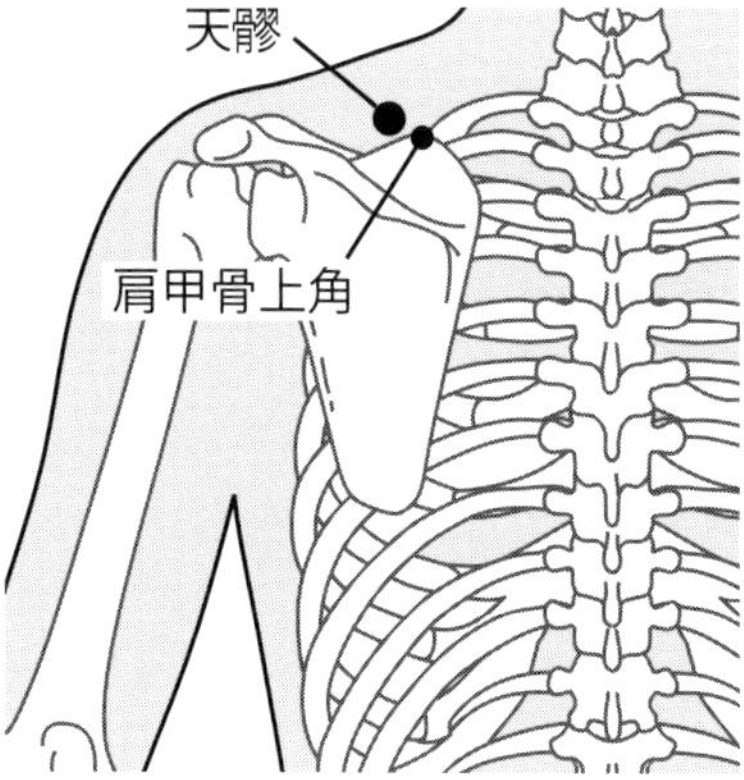

肩井《けんせい》（足の少陽胆経）

首のつけ根（第７頚椎突起）と肩の先（肩峰）を結んだ線上の中間

【効能】「万能のツボ」といわれ、肩こりの常用のツボといわれ、経絡の通りを良くし、腫れや痛みを止める。

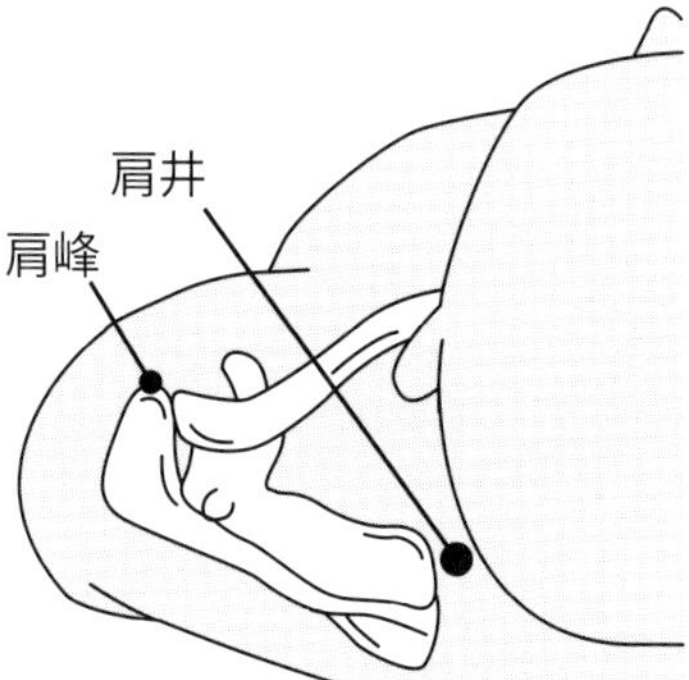

ひとつのツボを刺激し続けると感覚が鈍くなるので、ゆっくり、やさしく５〜１０回、息を吐きながら押す。

予防歯科に効くツボ②

天衝《てんしょう》（足の少陽胆経）

耳介の尖った先（耳尖）より指幅２本分上から指幅１本分後

【効能】 精神を安定し、腫れや痛みを止める。噛みしめ、めまいなどを解消。

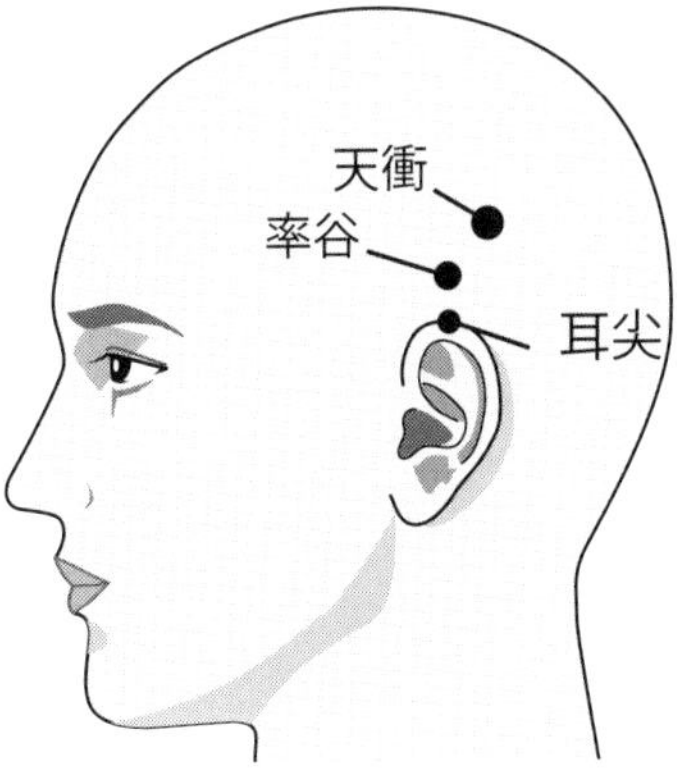

卒谷《そっこく》（足の少陽胆経）

耳尖の真上、指１本のところ

【効能】 このツボは側頭筋の上にあり、食いしばりや顎関節症の改善に有効。

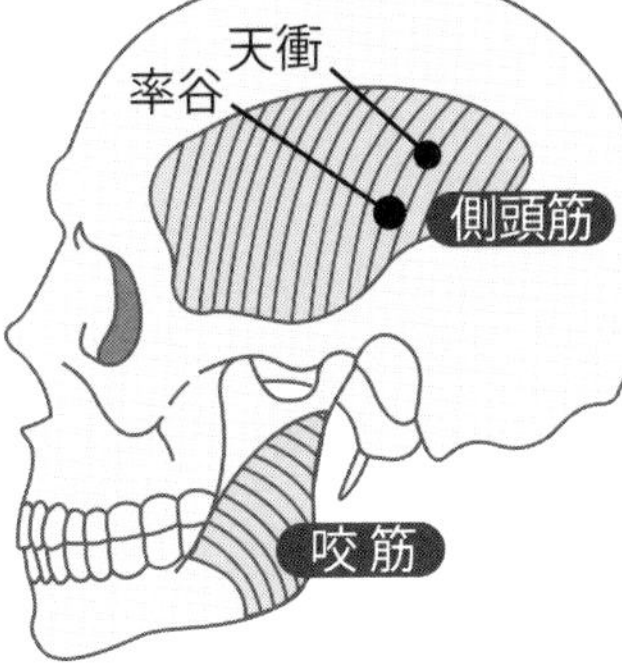

指幅１本：人差し指か中指の第一関節の横、一番太いところ，指幅２本：人差し指と中指を合わせた幅

予防歯科に効くツボ③

人迎《じんげい》（足の陽明胃経）

喉ぼとけ（甲状軟骨の隆起部分）から左右両側の指２本分外側で、動脈の拍動が感じられるところ。扶桑、天窓と同じ高さにある

【効能】 胸のつかえを取り除き、喘息、嚥下困難を解消。

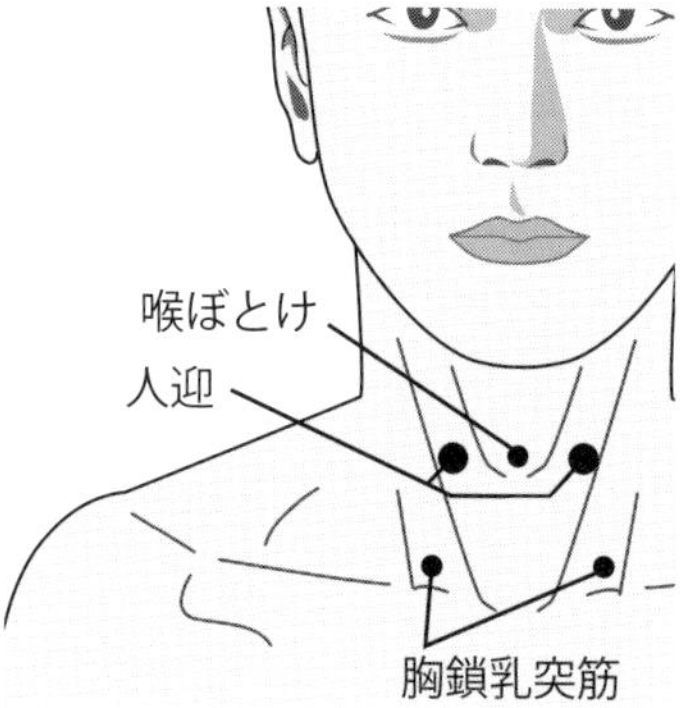

扶突《ふとつ》（手の陽明大腸経）

下顎角の下で胸鎖乳突筋の前縁と後縁の間

【効能】 気の巡りの改善。咳止め、喘息を鎮める効果。

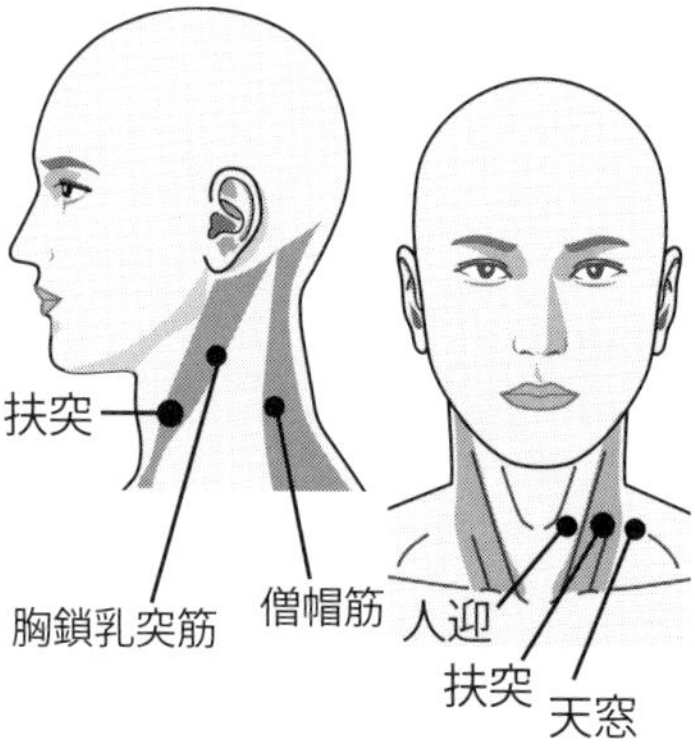

予防歯科に効くツボ④

天窓《てんそう》（手の太陽小腸経）
胸鎖乳突筋の後縁で、人迎、扶突と同じ高さにある

【効能】顔や頭部の血行を良くする。歯痛、耳鳴り、頭痛を解消。

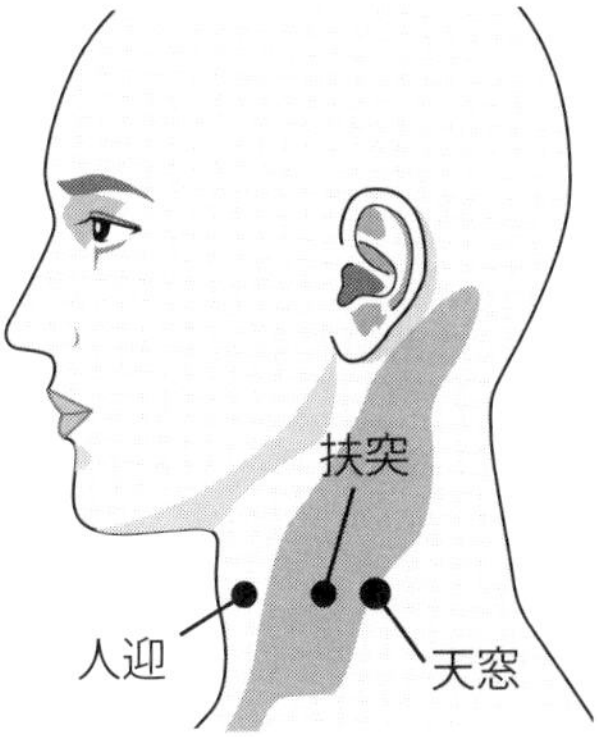

天牖《てんゆう》（手の少陽三焦経）
胸鎖乳突筋の後にあるくぼみ

【効能】目、耳、鼻、口の通りを良くする。免疫力を向上し、感染症を押さえる。

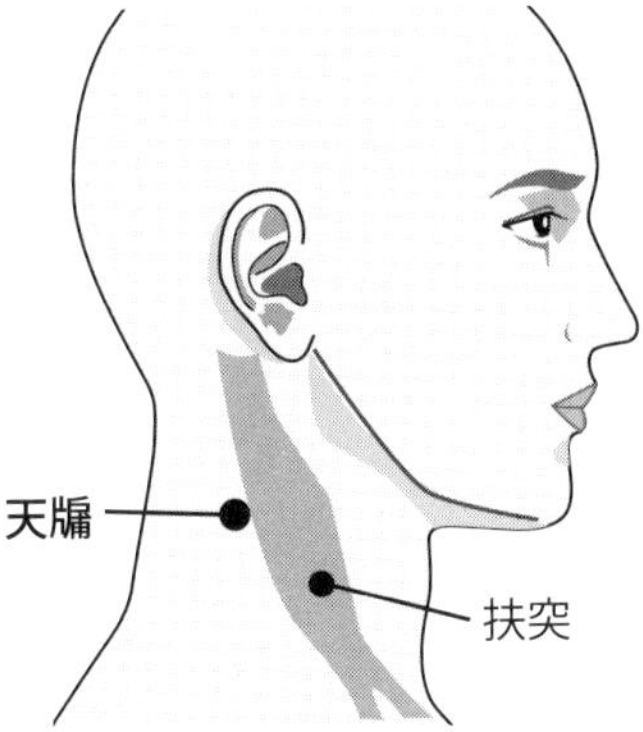

予防歯科に効くツボ⑤

大迎《だいげい》（足の陽明胃経）

顔の下顎角の前方、咬筋付着部のくぼみ

【効能】胃経は上歯痛に関係しているといわれ、頬の腫れを押さえ、歯の痛みを止める。

頰車《きょうしゃ》（足の陽明胃経）

下顎角から指１本分前上方，歯を食いしばると盛り上がるところ。

【効能】歯痛、頬の腫れや筋の緊張を改善。顔のむくみをとり、小顔効果も期待。

下関《げかん》（足の陽明胃経）

耳の穴の前方にある頬骨弓という骨の下、口を開けるとできるくぼみ

【効能】上歯痛、顔面神経痛、噛みしめ、顎関節症。合谷（手の甲の親指と人差し指の間からやや人差し指側のへこみ）のツボと組み合わせると歯痛に一層の効果がある。

ツボ名の（　）内は、正経十二経といわれる経脈です。

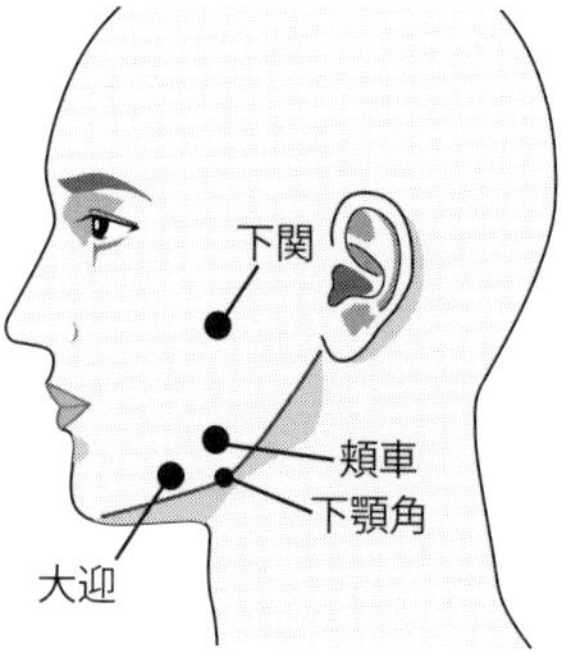

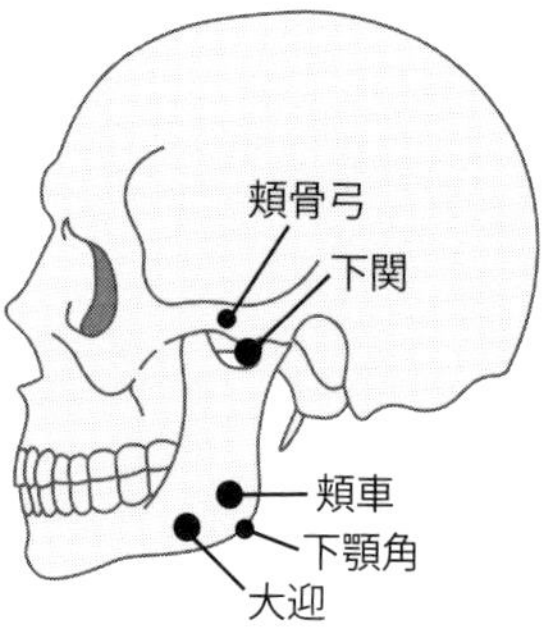

■ツボ押しのポイント

・気持ちのよい痛みを感じるくらいの強さで。
・強く押しすぎたり、同じ個所を長時間押さない。
・食後・アルコール飲酒後、熱などがあるときは避ける。

食養で歯周病を予防する

東洋医学には「薬食同源」という考えがあります。私たちはあたりまえのように毎日食事をします。お腹が空くから、美味しそうだからでしょうか。自動車にガソリンがないと走れないのと同じに、私たちはからだを動かすエネルギーがないと生きていけません。そのエネルギー源が食事です。

しかし、東洋医学では、もっと積極的に「食べ物には体の不調を治す薬効がある」と考えて、この薬効を利用することで、毎日の食事によって、からだの不調を改善し、健康を維持しようというのです。このことを「食養生《しょくようじょう》」といいます。

歯周病は細菌による感染が原因で発症します。もちろん毎日の歯磨きは大切ですが、２０１２年米国歯周病学会のＶＡＮ ＤＹＫＥ教授が、歯周病は歯周組織の細胞環境に問題があると提唱しました。つまり、歯周病は栄養素の偏《かたよ》りを改善する食事でも予防も可能ということです。まさに、東洋医学の食養生を容認した発言です。

【歯周病予防に効果のある栄養素とおもな食品】

丈夫な歯のために必要な栄養素といえば、誰もがカルシウムを思い浮かべると思います。しかし、永久歯が生えたあとでは、どんなにたくさんのカルシウムを摂っても歯を強くすることはできません。丈夫な歯をつくるためには、乳幼児期からバランスのよい食事を摂ることが大切です。もちろん、成人後の歯の健康を守るためにも、バランスのよい食事は欠かせません。歯周病を予防するためにも、普段から次のような栄養素を過不足なく摂るように心がけましょう。

カルシウム

カルシウムは、体内にもっとも多く存在するミネラルです。成人の場合、体内には約1kgのカルシウムがあるといわれ、その99%は骨や歯に含まれます。骨や歯をつくる以外にも、ストレスを鎮《しず》めて神経を安定させたり、筋肉の収縮や血液凝固にかかわるなど、私たちの生命活動には欠かせない栄養素です。

日本人は慢性的にカルシウムの摂取量が足りない傾向にあるため、カルシウムの吸収や骨への沈着を助けるビタミンＤやビタミンＫと併せて、意識して摂るようにします。反対に、カルシウムの吸収を妨げるリンを多く含む、インスタント食品やスナック菓子、加工食品などは摂りすぎないように注意しましょう。

カルシウムを多く含む食品：牛乳・乳製品・小魚、大豆・ひじきなど

マグネシウム

すべての細胞や骨に広く分布し、約３００ともいわれる酵素の材料となって生命維持に欠かせない、さまざまな代謝に関与しています。骨をつくる骨芽細胞にはたらきかけてカルシウムの沈着作用を調節し、骨や歯の形成を助けます。

また、カルシウム同様、口腔内のｐＨを正常な範囲に保つ唾液の緩衝液で、歯周病で傷ついた歯や組織の回復をサポートし、歯の再石灰化促進作用もあることから、虫歯予防にも効果があります。

マグネシウムを多く含む食品：大豆・アーモンド・海藻類・玄米など

ビタミンC

抗酸化作用があり、免疫力を向上させるので歯周病予防に効果があります。また、歯の表面のエナメル質の下にある象牙質やコラーゲンの生成には欠かせないビタミンです。歯ぐきの張りを保って歯を支える結皮組織の60％はコラーゲンでできているといわれ、ビタミンCが不足すると歯ぐきがやせるほか、血管がもろくなって出血する壊血病《かいけつびょう》を起こします。

ヒトの体内ではビタミンCをつくれないため、食事から摂らなくてはなりませんが、熱や温度、酸素に弱いため、摂り方にも注意が必要です。

ビタミンCを多く含む食品：みかん・ブロッコリー・小松菜・ピーマンなど

ビタミンB6

タンパク質からエネルギーを取り出し、筋肉や血液につくり変える手伝いをするので、歯ぐきの健康維持に役立ちます。摂取必要量は年齢によって異なりますが、腸内細菌によっても生成されるため、通常は不足することはありません。ただし、不足すると口角炎や皮膚炎などが起こります。

ビタミンB6を多く含む食品：鶏ささみ・レバー・カツオ・マグロ・バナナなど

ビタミンB12

葉酸と協力して赤血球中のヘモグロイン生成を助けて血をつくり、不足すると貧血を起こします。動脈硬化の原因のひとつといわれ、コラーゲンの生成を阻害する血中のホモシステインをビタミンB６や葉酸とともに低下させ、コラーゲンの質を改善し、歯ぐきの健康にも役立つといわれます。

ビタミンB12を多く含む食品：カキ・シジミ・ニシン・レバーなど

葉酸

ビタミンB12とともに血をつくり、炎症を抑えて歯ぐきからの出血を少なくする、変色した歯ぐきを健康なピンク色に戻すなどのはたらきがあります。また、プラークから放出される毒素を無害化してくれるため、歯ぐきの健康維持には欠かせない栄養素です。

通常では不足する心配はありませんが、妊娠中は口内環境が悪化して妊娠性歯周炎や歯周病になりやすいうえ、胎児の成長発育に欠かせない栄養素のため、妊娠前〜妊娠中にサプリメントを用いる人も多いようです。

葉酸を多く含む食品：アボカド・ホウレンソウ・枝豆・納豆など

ビタミンD

カルシウムやリンの吸収を高め、骨密度を保つなど、骨の健康を維持するために必要な栄養素です。不足するとからだだけでなく脳にも影響を与え、うつや自閉症、統合失調症などともかかわりがあるといわれます。ビタミンDは日光を浴びることで体内で生成することができるので、1日15～30分程度でも外で日光を陽を浴びるようにしましょう。

ビタミンDを多く含む食品：きのこ類・サンマ・イワシなど

ビタミンK

止血作用があり、不足すると出血しやすくなります。ビタミンDとともに、カルシウムが骨に沈着するときに必要なタンパク質を活性化させるはたらきがあり、飲食によって歯からカルシウムが溶け出すのを防ぎ、歯の形成や修復する力をサポートしてくれるなど、丈夫な歯をつくるのに欠かせない栄養素です。

ビタミンKを多く含む食品：モロヘイヤ・ホウレンソウ・納豆・チーズなど

オメガ3脂肪酸・オメガ6脂肪酸

オメガ3脂肪酸とオメガ6脂肪酸は、からだのエネルギー源となり、からだの組織を正常に機能させる役割をもつ不飽和脂肪酸のひとつで、体内ではつくることができないため、食事から摂る必要がある必須脂肪酸です。また、オメガ3脂肪酸の不足は、歯周病の要因ともいわれています。どちらも善玉コレステロールを増やすはたらきがありますが、オメガ6脂肪酸（大豆油やコーン油など）の摂りすぎは老化を早め、心臓疾患やアレルギー疾患の原因にもなります。オメガ3脂肪酸とオメガ6脂肪酸の摂取量が、1：3〜1：4くらいになるように心がけましょう。

オメガ3脂肪酸を多く含む食品：青魚（体内に入るとEPAやDHAに変化）・えごま油・オリーブ油

繊維質

消化酵素によって消化されにくい繊維質は、長い間からだには役に立たないものと思われていましたが、次第に私たちの健康維持に欠かせない、重要な役割を果たすことがわかってきました。繊維質が多い食品は、噛むことで歯や粘膜の表面が清掃され、唾液の分泌を促進するだけでなく、あごの発達にもつながります。

繊維質の多い食品：きのこ類・味噌・納豆・チーズ・菜の花など

糖質の摂取に注意

歯周病の予防に気をつけなければならないのは、糖質の摂取でしょう。炭水化物に多く含まれ、私たちのエネルギー源となる糖質は、脳の栄養としても重要ですが、ごはんやパン、麺類などの主食の主成分となるため、つい摂り過ぎになります。

腹七分目でカルシウムやビタミンCをはじめ、前記の栄養素に注意しながらバランスの良い食事を摂るようにしましょう。

そこで、免疫力を高めて、感染しにくいからだをつくり、歯周病の予防・改善ができる、メニューを提案します。

【歯周病に良い四季別のレシピ】※材料はすべて4人分です。

春メニュー①
かつおのカルパッチョ

タンパク質、ビタミンB６が豊富で、戻りかつおよりヘルシーな春のかつおを中心にしたレシピです。また、相性の良いビタミンCを含むレモンを味付けに加えました。

《材料》

・かつお　２柵
・玉ねぎ（小ぶりのもの）１／４個
・水菜　１束
・ミニトマト　８個
☆オリーブオイル　大さじ４
☆レモン汁　大さじ１～２
☆塩　小さじ１
☆しょうゆ　小さじ１
☆砂糖　少々
☆こしょう　適量

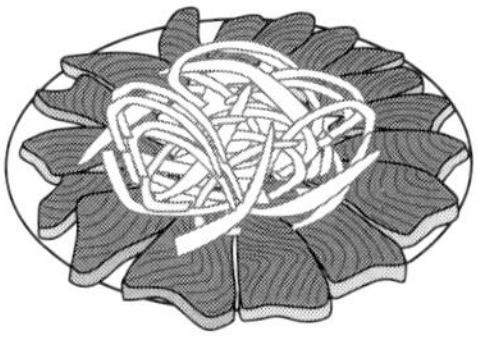

《つくり方》

①かつおを１cm幅に削ぎ切りする。
②玉ねぎを薄くスライスして水に10分ほどさらし、ザルにあげて水気をよく切る。水菜は４～５cmの長さに切る。
③☆をよく混ぜ合わせ、②を入れて和える。
④皿に①を盛りつけ、③をかけてミニトマトを飾り完成。

春メニュー②

ブロッコリーとカリフラワーのポタージュ

ビタミンC豊富なブロッコリーを中心に作成しました。口あたりが苦手という方が多い印象のカリフラワーも無理なく食べることができます。牛乳はカルシウムが多いほかにビタミンCと相性の良いタンパク質を多く含みます。
少し濃い目の味つけにして、カルシウムと相性の良いビタミンDを多く含む鮭にかけるソースにしても美味しいと思います。

《材料》

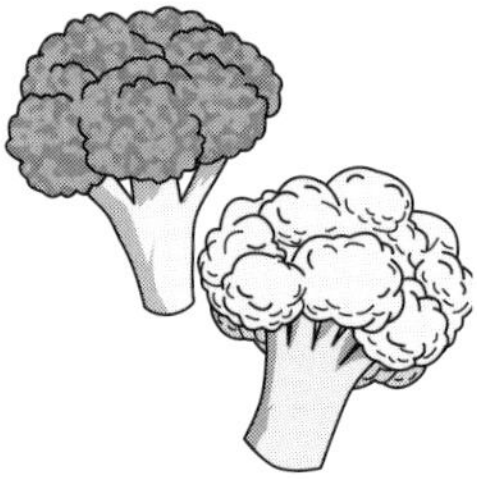

・ブロッコリー　1／2房
・カリフラワー　1／2房
・牛乳　400ml
・固形コンソメ　2個
・塩・こしょう　適量

《つくり方》

①ブロッコリーとカリフラワーを食べやすい大きさに切り、やわらかくなるまで茹《ゆ》でる。
②ミキサーに①と牛乳半量を入れ、滑らかになるまで攪拌《かくはん》する。
③鍋に②と残った半量の牛乳、コンソメを入れて中火にかけ、塩とこしょうで味を整えたら完成。
お好みでクルトンやパセリを散らせるとよい。

夏メニュー①
いわしのしそチーズパン粉焼き

いわしはタンパク質やDHAなどの栄養素が豊富なほかに、歯や骨をつくるカルシウム、そしてカルシウムを吸収するのに必要なビタミンDを多く含んでいる旬の食材です。また、玉ねぎやレモンといった疲労回復効果のある食材をソースにすることで、夏の暑さに負けないような一品を考えました。

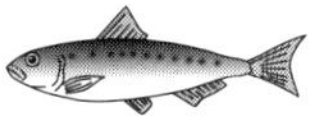

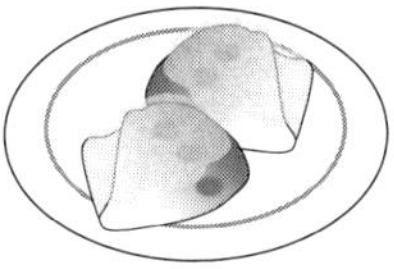

《材料》

- いわし(開き) 8尾
- 塩・こしょう(下味) 少々
- オリーブオイル　大さじ4

〈ころも〉
- 小麦粉　大さじ1
- 卵　1個
- パン粉　40 g
- 粉チーズ　大さじ5
- 青じそ　2枚

〈サルサソース〉
- 玉ねぎ　1／4個
- パプリカ　1／4個
- ミニトマト　10個

☆レモン汁　大さじ2
☆塩・こしょう　適量
☆タバスコ　適量

《つくり方》

①いわしに下味をつけ、5分ほど置いておく。
②青じそをみじん切りにして、パン粉、粉チーズと合わせる。
③キッチンペーパーで水分を拭きとったいわしに、茶こしで小麦粉をふるいかけ、卵液をつけてパン粉をまぶす。
④フライパンに油を入れて熱し、両面2～3分ずつ焼く。
⑤玉ねぎ、パプリカ、ミニトマトを5mm角のみじん切りにして☆を混ぜ合わせ、サルサソースをつくる。
⑥皿に④を盛り付け、⑤のサルサソースを添えて完成。

夏メニュー②
桃のラッシー

桃はビタミンCを多く含むため、免疫力アップも期待されます。疲れたからだにぴったりです。桃とヨーグルトは食べ合わせが良く、便秘がちの方にはとくにおすすめです。
抗菌作用のある蜂蜜で甘さをつけました。お子さんにもおすすめです。(蜂蜜は一歳未満のお子さんには絶対に与えないでください。一歳未満のお子さんには蜂蜜抜きでつくるようお願いします)。

《材料》

- 桃　2個
- プレーンヨーグルト　３００g
- はちみつ　大さじ2

《つくり方》

①桃の皮をむき、小さく切る。
②ミキサーにすべての材料を入れ、撹拌する。
③好みで氷を入れたグラスに注いで完成。

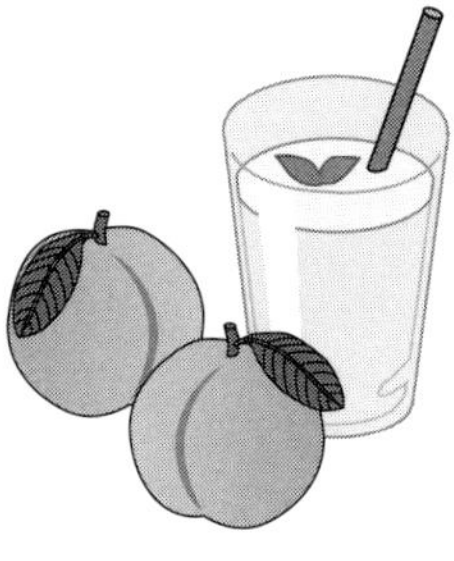

秋メニュー①

鶏ささみのムニエル　きのこクリームソース

暑い夏を過ごし、まだ少し弱った胃腸に優しい食材を選んでみました。クリームソースに使うきのこはビタミンDを多く含むため、カルシウムを多く含む牛乳と相性抜群です。

《材料》

・鶏ささみ　8本
・塩こしょう(下味)適量
・小麦粉　大さじ1～2
・バター　40 g

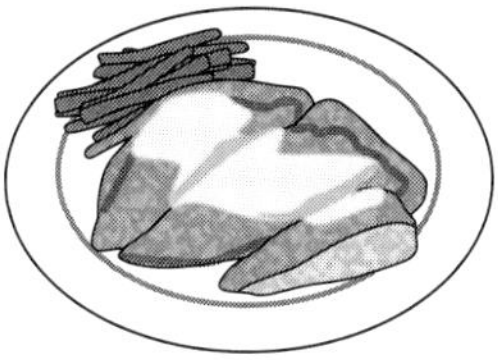

〈きのこクリームソース〉
・しめじ　1房
・えのき茸　1房
・椎茸　4個
・牛乳　2カップ
・小麦粉　大さじ2
・塩こしょう　適量
・バター　大さじ2

《つくり方》

①鶏ささみを麺棒で叩いて薄く延ばし、塩こしょうで下味をつける。
②小麦粉を薄くつけ、フライパンでバターを熱してこんがり焼く。
③きのこソースをつくる。しめじは小房に分け、えのき茸は根元を切り半分の長さに切り分ける。椎茸は2～3mmの厚さに切る。
④フライパンでバターを熱し、③を焼く。
⑤しんなりしたら小麦粉をふるい入れて絡《から》める。
⑥牛乳を少しずつ入れ、だまにならないように延ばしていく。塩こしょうで味を整え、軽く煮る。
⑦皿に②を盛り付け、⑥のソースをかけて完成。

秋メニュー②

柿のカプレーゼ

旬を迎える柿はビタミンA・Cを多く含む食材で、美肌効果や抗酸化作用、疲労回復効果があります。また、ビタミンCはチーズに含まれるカルシウムの吸収をよくしてくれます。

《材料》

- **柿　1個**
- **モッツァレラチーズ　1個**
- **エクストラバージンオリーブオイル　小さじ1～2**
- **レモン汁　小さじ1**
- **塩　少々**
- **こしょう　適宜**

《つくり方》

①柿の皮をむき、半分に切ったのち5～7mm幅にスライスする。モッツァレラチーズも同様に半分に切り、5～7mm幅にスライスする。
②オリーブオイルとレモン汁をよく混ぜる。
③皿に①を交互に盛りつけ、塩を振る。
④②を上からかけ、こしょうを適宜振ったら完成。

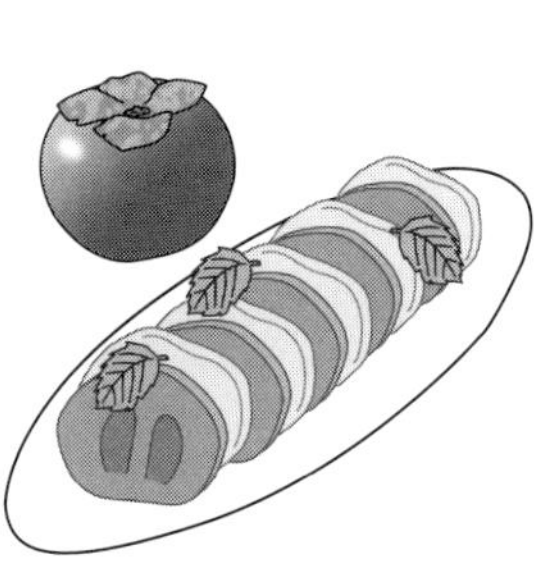

冬メニュー①
たらの柚子蒸し

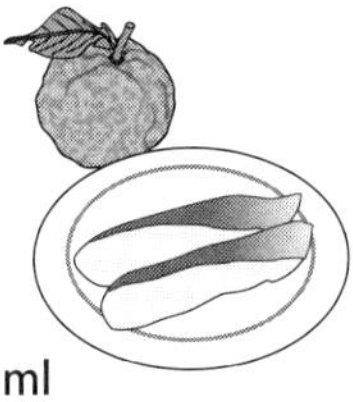

たらは良質なタンパク質とビタミンB12を多く含む食材で、貧血気味の方にもぴったりです。ほかにもねぎや大根、柚子など旬の野菜を使って消化の良い一品に仕上げました。

《材料》

・たら　4切
・塩こしょう(下味)少々
・絹豆腐　1丁
・しめじ　1房
・長ねぎ　1／2本
・大根　1／8本
・柚子　1個

☆だし汁　100ml
☆酒　大さじ5
※塩　小さじ1
※しょうゆ　大さじ1

《つくり方》

①たらに下味をつけ、10分ほど置いてキッチンペーパーで水分を拭きとる。
②柚子を2mmの厚さの輪切り(8枚)にし、残りは皮を千切りにする。
③豆腐は8等分にし、しめじを小房にほぐす。長ねぎは1cm幅で斜めに切り、大根は皮をむき、いちょう切りにする。
④フライパンに蒸し器をセットして2～3cm程の水を張り、クッキングシートを広げ、大根、ねぎ、たら、しめじ、柚子の輪切りの順に重ねて並べる。
⑤☆を振りかけて全体にならし、※をその上から振りかける。
⑥蓋をして中火で20～25分蒸す。
⑦蒸しあがったら皿に盛りつけ、上に千切りにした柚子の皮を乗せたら完成。

冬メニュー②
菜の花納豆

納豆は非常に栄養に優れた食材で、とくにビタミンｋを多く含みます。カルシウムも含んでいます。合わせる旬ものの菜の花も、実はカルシウムやビタミンｋを含んでおり、歯の健康維持にぴったりです。栄養豊富なのに少しクセがあり、苦手な人も多い菜の花を食べやすくしたいと思い考えました。

《材料》

・小粒納豆　４パック
・菜の花　１束（１５０ｇほど）
・のり（全型）１枚（３ｇ）
・塩　少々
・かつおぶし　大さじ２

《つくり方》

①菜の花を分量外の塩を入れた熱湯で茹で、ザルにあげて冷ます。
②①の茎の固い部分は切り落とし、３～４cm の長さに切り分けて塩をまぶす。
③納豆に付属のタレとからしを入れて混ぜ、②と合わせて混ぜる。混ざったら海苔を千切って加え、軽く和える。
④器に盛り、かつおぶしをかけたら完成。

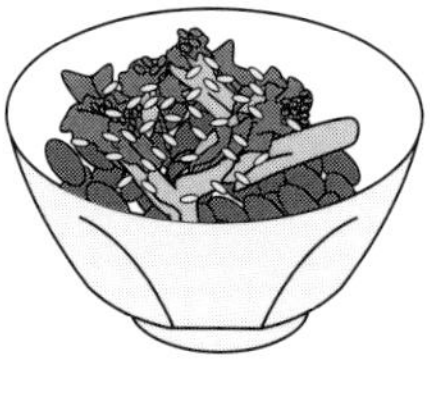

※メニュー制作
吉越悠未（管理栄養士）

著者紹介

野本恵子（のもとけいこ）　歯科医師

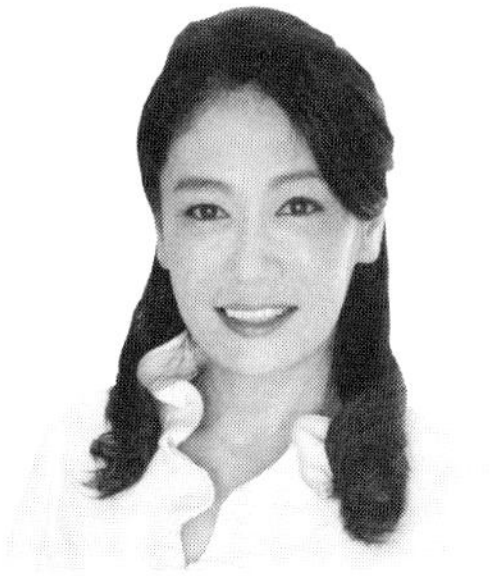

（一社）日本気圧メディカル協会理事、日本気圧バルク工業株式会社開発顧問
のもとデンタルクリニック院長、チャーミーデンタルクリニック院長を経て、現在ボツリヌス療法、歯周病・酸素と全身疾患の関係などの講演を積極的におこなっている。
NPO 法人ピースネット代表理事、
株式会社 Natural Smile 代表取締役、
株式会社 K&K グローバル取締役、
厚生労働省認定卒後臨床研究指導医、
日本抗加齢医学会専門医、
国際抗老化再生医療学専門医

5 章監修

藤野英己（ふじのひでみ）　医学博士

神戸大学生命・医学系保健学域、神戸大学大学院保健学研究科教授
（一社）日本気圧メディカル協会参与
高気圧高酸素や二酸化炭素の経皮吸収に関する研究、そのほか、超音波治療、磁気治療、温熱治療などの物理療法に関する研究や新規栄養成分の開発。
専門は微小循環や骨格筋障害に関する研究で、糖尿病・心不全などの生活習慣病、がんや運動器障害の治療開発に従事。

近藤啓代（こんどうひろよ）　博士（人間・環境学）

神戸大学大学院保健学研究科研究員、名古屋女子大学健康科学部健康栄養学科准教授
（一社）日本気圧メディカル協会参与

スタッフ

カバー・本文デザイン	大屋有紀子
イラスト	わたなべじゅんじ
	青木宣人
取材協力	石森康子
編集協力	石田昭二

本文の内容のさらなる情報サイトをお届けします。
下記アドレスからアクセスしてください。
◆インプラント（ジルコニア）治療：https://charmy-implant.info/
◆白い歯・セラミック治療：https://shiroiha-white.info/
◆歯ぎしり・食いしばり（ボツリヌス）治療：https://zeromedical.tv/hagishiri/
◆小児歯科治療と予防：https://nomoto-child.com
◆無痛治療・痛みに配慮した治療：https://itami-0.info
◆軽度高気圧濃縮酸素ルーム・歯周病治療：https://o2-perio.com

口腔ケアと酸素ルームで100歳まで健康に生きる

2021年6月25日　　第1刷発行

著　者　　野本恵子
発行者　　水嶋章陽
発行所　　一般社団法人国際学園
　　　　　〒802-0002　福岡県北九州市小倉北区京町3-7-1-2007
　　　　　☎ 093-776-5219
発売所　　株式会社星雲社（共同出版社・流通責任出版社）
　　　　　〒112-0005　東京都文京区水道1丁目3-30
　　　　　☎ 03-3868-3275
印刷所　　株式会社公栄社
ISBN978-4-434-29145-6